自己动手

轻松告别颈肩腰背痛

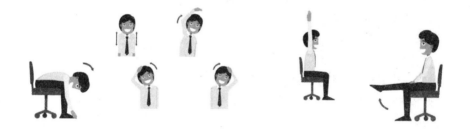

首都医科大学教授 主任医师
长白山通经调脏手法流派学术传承人 　　刘 红 主编

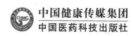
中国健康传媒集团
中国医药科技出版社

内容提要

《自己动手，轻松告别颈肩腰背痛》是一本家庭自疗书，通过推拿、按摩、保健操、运动、饮食、生活习惯、外敷、泡脚、洗热水澡、中医特色方等简单实用的方法，帮助大家防治颈肩腰背痛。此外，本书还为不同人群提供不同的防治方法和侧重点，防治颈肩腰背痛更贴心；所用穴位配有穴位图，方便大家简单快速取穴；操作方法后面附带"小贴士"，让大家操作更安全、效果更显著。力求每天只用很少时间，就能让大家都有一个健康好身体。

图书在版编目（CIP）数据

自己动手，轻松告别颈肩腰背痛／刘红主编．—北京：中国医药科技出版社，2019.5

ISBN 978-7-5214-0664-1

Ⅰ.①自… Ⅱ.①刘… Ⅲ.①颈肩痛－治疗 ②腰腿痛－治疗 ③背痛－治疗 Ⅳ.①R681.505

中国版本图书馆 CIP 数据核字（2019）第 015967 号

责任编辑　白　极　李亚旗
美术编辑　杜　帅
版式设计　曹　荣

出版　**中国健康传媒集团** | **中国医药科技出版社**
地址　北京市海淀区文慧园北路甲 22 号
邮编　100082
电话　发行:010-62227427　邮购:010-62236938
网址　www.cmstp.com
规格　710×1000mm$^1/_{16}$
印张　15
字数　186 千字
版次　2019 年 5 月第 1 版
印次　2019 年 5 月第 1 次印刷
印刷　香河县宏润印刷有限公司
经销　全国各地新华书店
书号　ISBN 978-7-5214-0664-1
定价　36.00 元

本社图书如存在印装质量问题请与本社联系调换

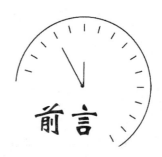

前言

颈椎酸痛，活动的时候感觉像机器人一样僵硬，甚至有"咔咔"的响动声；肩膀疼痛，抬手困难，有时候会连带手指都有麻木的感觉；腰痛且无力，受寒或劳累过度后，整个后背也跟着疼痛等，这些问题不断地困扰着很多人。据调查研究表明，我国每年有几亿人饱受颈肩腰背痛的折磨。

由于颈肩腰背痛大多属于慢性疾病，具有长期性、顽固性等特点，很难用药物、手术等方法即刻解决。而不解决病情又会加重，导致自己痛上加痛，甚至有可能影响活动的灵活性等，从而影响日常工作和生活，所以树立正确的认识，并且找到日常保健方法，显得尤为重要。

中医学认为，通过日常按摩、穴位按摩、保健运动、饮食调整、中医特色方等方法，可以从细节处着手，全面击退颈肩腰背痛。并且这一说法得到了实践的认证，即颈肩腰背痛来袭时，通过按摩可以在很大程度上缓解疼痛，并延缓病情发展。

鉴于此，本书从帮助大家对颈肩腰背痛树立正确的认识、找到疼痛根源出发，盘点推拿、按摩、保健操、运动、饮食、生活习惯、外敷、泡脚、洗热水澡、中医特色方等多种多样的方法，详细介绍操作方法，并为不同人群提供不同的防治方法和侧重点，有针对性地帮助大家全面缓解、防治颈肩腰背痛。另外，操作方法后附带有"小贴士"，让大家操作更安全、效果更显著。

同时，关于穴位按摩的部分，本书配有穴位图，方便大家简单快速取穴；每章最后总结的要点须知，既是本章内容提纲挈领地补充与总结，又从另外的角度提出了防治颈肩腰背痛的方法。

　　此外，全书所有的方法都以简单易操作为出发点，每天只需 10 分钟，持之以恒，就可以缓解颈肩腰背痛。

　　随着人们的生活和工作压力越来越大，越来越多的人会不同程度地受到颈肩腰背痛的侵袭，但患病后不要紧张，只要及时去医院进行检查，排除重大疾病的可能，配合医生进行治疗，同时辅助使用本书所介绍的各种方法，便能在很大程度上缓解、防治颈肩腰背痛。而且最重要的是，书中大部分方法可以随时随地自己操作。因此，即使在没有颈肩腰背痛或者颈肩腰背痛不明显的时候，这些方法也可作为预防方法使用，让健康始终伴随左右。

编　者

2018 年 10 月

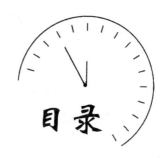

目录

第一章　正确认识骨骼结构，为防治疼痛打基础

206 块骨骼，托起人体的血肉之躯 / 002

颈椎，头部的有力支撑 / 005

肩关节，相当灵活的人体关节 / 007

脊柱，人体直立行走的支柱 / 009

腿，人体重要的运动器官 / 011

椎间盘，更好地保护脊柱不受外力损伤 / 013

要点须知：小测试，看你的骨骼是否健康 / 015

第二章　掌握疼痛根源，远离颈肩腰背痛

自然的退行性变化，引起肩颈腰腿不适 / 018

过度肥胖，给肩颈腰腿带来巨大压力 / 020

不良生活、饮食习惯，导致疼痛发生 / 021

各种疾病，导致颈肩腰背痛的"元凶" / 023

要点须知：疼痛可能人人有，正确止痛是关键 / 025

第三章　轻松击退颈肩痛，恢复颈肩灵活自如

常做颈部保健操，轻松预防颈椎病 / 028

肩部保健操，动作简单疗效好 / 031

上肢保健推拿法，整体缓解颈肩酸痛 / 033

太极拳，传统有效的颈肩保健法 / 036

跳绳，能够让颈肩更健康 / 039

颈部按摩，缓解颈部疼痛的好办法 / 042

泡脚+热敷，颈部疼痛的"克星" / 045

足部按摩，有效缓解颈部不适 / 047

好的生活习惯，守护健康的颈肩 / 050

让组织恢复，是治疗颈椎挫伤的关键 / 053

颈部扳法，释放颈椎压力疗效好 / 056

常做"米"字操，改善颈肌劳损综合征 / 058

多样方法，有效治愈落枕疼痛 / 061

三大方法，有效防治颈椎骨质增生 / 065

热水泡脚敲胆经，去湿气缓解颈肩部酸痛 / 068

巧治肩峰下滑囊炎，化解游移的疼痛 / 071

摆脱冈上肌肌腱炎，使手臂轻松外展 / 074

修复小圆肌损伤，手臂外旋不再是难事 / 077

肩部肌肉劳损，多样方法来帮忙 / 080

肩周炎疼痛难忍，疏通气血是关键 / 084

要点须知：颈椎病多样，不是每个人都适合按摩 / 088

第四章　多样方法击退腰背痛，结实腰背强化支撑

简单小方法，有效强化腰背部肌肉 / 091

经络疏通，缓解腰部不适的好方法 / 093

三种方法，有效缓解腰肌劳损 / 098

热水泡澡，赶走腰痛无力感 / 101

腰背按摩+捏脊，缓解腰背沉重感 / 103

连续倒行，可有效增加腰椎灵活度 / 107

胸椎伸展，缓解强直性脊柱炎引起的后背疼痛 / 109

坚持腰部保健操，预防腰椎间盘突出 / 112

肌肉按摩，预防棘上韧带损伤疗效好 / 117

六步按摩，缓解腰背肌纤维组织炎 / 120

冷敷和拔罐，辅助治疗急性腰扭伤 / 123

日常生活注意事项，藏着保护腰背的秘密 / 125

要点须知：推拿手法解析，让按摩更专业 / 128

第五章　中医特色方，缓解颈肩腰背痛有疗效

药酒疗法，适当饮用养筋骨 / 132

药浴方，适当选用养骨止痛 / 142

足浴方，泡脚也能防治颈肩腰背痛 / 146

艾灸，温暖舒适赶走颈肩腰背痛 / 149

刮痧，适当使用刮走颈肩腰背痛 / 154

要点须知：常吃养骨强身的食材，吃走颈肩腰背痛 / 159

第六章　从细节着手，全面预防治疗颈肩腰背痛

适当运动，关节灵活肌肉有力 / 171

保持正确的姿势，缓解关节、肌肉僵硬 / 183

注意生活小习惯，预防颈肩腰背痛 / 187

平衡膳食，合理摄取营养控制体重 / 191

学会调适心情，避免负面情绪使疼痛加重 / 194

颈肩腰背痛难忍，缓解首选外用药 / 196

要点须知：摆脱疼痛，早注意、早处理、早受益 / 198

第七章　特殊人群，颈肩腰背保健各有妙招

孕产妇负重大，颈肩腰背保养很重要 / 200

婴幼儿这样养骨，长大后颈肩腰背无病痛 / 204

青少年处于发育期，调好颈肩腰背少病痛 / 208

中老年人，已经退变的颈肩腰背要重点调养 / 211

办公室一族，缓解颈肩腰背僵痛的自疗法 / 214

体力劳动者，饮食加锻炼缓解一身疲惫 / 218

驾驶员，多样方法减轻颈肩僵硬 / 220

肥胖人群，学会减轻体重的自疗法 / 223

要点须知：一日保养表，为颈肩腰背保养出谋划策 / 229

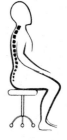

第一章
正确认识骨骼结构，为防治疼痛打基础

如今，颈肩腰背痛变得越来越普遍，这些疼痛说大不大、说小也不小。它们不会对我们的工作、生活产生太大的影响，但是又时时刻刻影响着我们的生活质量。长期如此导致的慢性疼痛甚至会影响情绪，导致情绪低落、抑郁。因此，我们一定要学着养护骨骼，防治身体疼痛，避免更多的问题出现。不过本着"盖房子之前先打地基"的原则，在防治身体疼痛之前，我们要先正确认识身体的骨骼结构，从而在根本上做好骨骼养护，防治颈肩腰背痛。

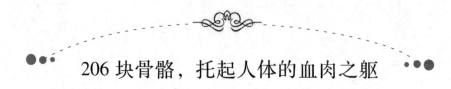

206 块骨骼，托起人体的血肉之躯

想要了解肩、颈、腰、背，先要了解骨骼和关节的结构。因为骨骼就像房屋的钢筋，撑起了人体的血肉之躯。

人体共有 206 块骨骼，它们大小不等，形状各异，共同组成了人体的骨骼系统。人的头部骨骼叫颅骨，是由几块扁平骨通过骨缝连接而组成的，我们的大脑在颅骨内。人体的上肢由肱骨、尺骨、桡骨、指骨等组成，下肢由股骨、胫骨、腓骨、趾骨等组成。在全身的 206 块骨头中，大的骨骼长达几十厘米，小的骨骼（如耳朵内的镫骨）大约只有黄豆大小，但不论骨骼的大小和形状如何，它们都是身体的重要组成部分，发挥着不可替代的生理功能。

人们一直用"站如松，坐如钟"来对一个人的形象、气质进行描述，而能够"站如松，坐如钟"，首先骨骼要健康，身体要强壮，否则即使能出其形，也无法有其神。骨骼是人体最坚硬的部分，也就理所当然地成为人体的支柱，起着支撑身体的作用。骨如树之主干，如房之梁柱，是人体能够直立，并能适应自然环境、从事各种活动的基础。

骨骼的支撑作用不仅仅是人的站、坐、行走。体内的诸多脏器也是由于骨骼的支撑才能各就其位的。因为筋系于骨，而体内脏器又是通过筋肉间接或直接系于骨，比如我们熟悉的胃、子宫等。胃下垂、子宫脱垂是常见的临床病症，其发生与人体正气不足、筋弱骨软等直接相关。

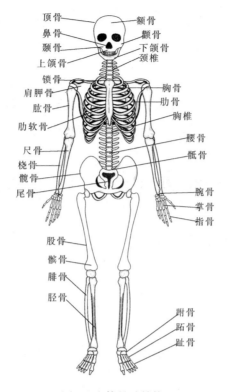

顶骨　额骨
鼻骨　颧骨
颞骨　下颌骨
上颌骨　颈椎
锁骨
肩胛骨　胸骨
肱骨　肋骨
肋软骨　胸椎
腰骨
尺骨　骶骨
桡骨
髋骨
尾骨　腕骨
掌骨
指骨
股骨
髌骨
腓骨
胫骨
跗骨
跖骨
趾骨

图 1　人体骨骼结构

　　筋系于骨，筋、骨、肉相互配合为脑髓、脊髓、五脏六腑等人体重要组织器官筑起坚实的壁垒。比如，颅骨为脑髓提供了安全"住所"，椎骨配合椎间盘及筋肉组成椎管为脊髓提供安全"住所"，而心、肺位于由胸骨、肋骨、脊椎共同搭建的胸腔内，免受挤压；肝、胆也同居于肋骨下；双肾位于腹腔，贴于脊柱两旁，脊柱与筋肉共同保护双肾不受损伤；膀胱、输尿管及子宫、卵巢（女性）等则位于由盆骨、尾骨组成的盆腔中，免受外力损伤。从这里我们就很容易理解骨骼对于人体脏腑组织的保护作用是多么重要，没有骨骼构架的保护，很难想象这些或软或嫩或弱的组织器官怎么正常的发挥其生理功能。

　　骨骼除了支撑、保护脏器外，还有强壮身体的作用。生命在于运动，而骨是运动的结构基础，只有骨骼、筋肉发育正常，运动才能更灵活自如。适量适当的运动可以舒筋通络，调畅气血，促进人体新陈代谢，增强五脏六腑、四肢百骸等的生理功能，从而起到扶助正气、提高人体抵抗力的作用。

西医学认为，骨髓是免疫细胞的"发源地"，土肥地沃，则免疫细胞来源充足、功能正常，也就能更好地发挥免疫系统的生理功能，人体抵抗力也更强。

总之，骨骼能够支撑人体，保护内脏，并能强壮人体，为人体健康打造最坚实的基础。

颈椎，头部的有力支撑

颈椎，是指颈椎骨，位于头以下，胸椎以上的部位。在由26块椎骨组成的脊柱当中，颈椎骨有7块，除了第1颈椎与第2颈椎外，其他颈椎之间都夹有一个椎间盘，加上第7颈椎和第1胸椎之间的椎间盘，颈椎共有6个椎间盘。除了第1、第2颈椎结构有所特殊外，其余颈椎与胸、腰段椎骨大致相似，均由椎体、椎弓、突起等基本结构组成。椎体在前，椎弓在后，两者环绕共同形成椎孔。所有的椎孔相连构成了椎管，脊髓被容纳其中。再加上神经根、肌肉、软组织等，共同构成了颈椎结构。

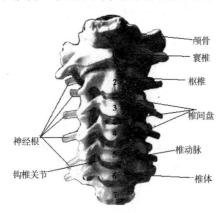

颅骨
寰椎
枢椎
椎间盘
神经根
椎动脉
钩椎关节
椎体

图2　颈椎结构

在自然界中，大部分哺乳动物都跟人一样，有着7节颈椎，就连脖子那么长的长颈鹿也是如此。可是很奇怪的是，动物为了生存下去要进行奔跑、捕猎、争斗，运动远比人类要多而激烈，却很少有颈椎疼痛的现象出现。而人类只是伏案工作，就容易患上颈椎病，引发颈椎疼痛，这是为什么呢？

其实，这与人类的直立行走不无关系。人类直立行走后，虽然大脑发达了，手脚以及身体各部分的分工更明确了，但是颈椎的负担也相应加重了。因为纤细的颈椎不仅需要承担整个头部的重量，还要承担一部分下垂的上肢的重量。据研究表明，一个成年人的头部重量为约 4.5～5.5 千克，有的甚至会更重一些，可见不算上下垂的上肢的重量，光头部的重量已经够颈椎受得了。而且，颈椎不是稳定的骨骼结构，是借助颈椎坚强的软组织才得以保持平衡，这个特点让颈椎在起支撑作用的同时，还能做屈伸、旋转及侧屈等较大幅度的运动，保持相当高的灵活度，但是也给颈椎带来了容易疲劳、损伤的隐患。

一般来说，颈椎屈伸运动幅度平均可达 100°～110°，其中前屈运动幅度最大，完全前屈时，下颌颏部可以抵触胸壁。颈部的旋转运动范围，左右均为 75°，而侧屈运动通常都伴有旋转运动。第 1、2 颈椎形成寰齿关节和寰枢关节，使头颅可以向各个方向自由运动。颈椎的两个椎体之间有椎间盘。颈椎椎间盘极富弹性，能承受上方的压力，起到缓冲的作用，同时减缓由足部传来的外力，使头部免受震荡。颈椎椎间盘还参与颈椎活动，并可以增大运动幅度。另外，颈椎椎间盘前高后低的结构，使颈椎具有向前凸出的生理弯曲。这些结构对我们而言无疑是非常方便的。为了保留这些"方便"，并且在最大程度上减少这些"方便"带来的损伤、疲劳等，我们要在日常生活中做好颈椎养护，让它既能发挥积极的作用，又能避免颈肩痛的侵袭。

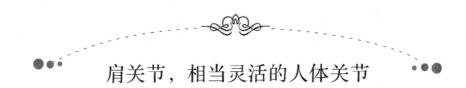

肩关节，相当灵活的人体关节

肩部是上肢与躯干连接的部位，包括锁骨的肩峰端、肩胛骨和肱骨的上端，加上胸骨的上端分别连接组成肩肱、肩锁、胸锁关节及肩胛与胸壁形成的胛关节。

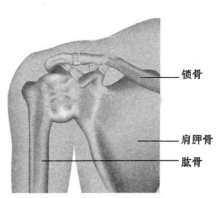

锁骨

肩胛骨

肱骨

图 3　肩部结构

一般所说的肩关节是指肩肱关节，它是人体运动范围最大、最灵活的关节，可以做屈、伸、收、展、旋转及环转运动，能转向四面八方。但是因为肱骨头体积大，呈球形，而关节盂浅小，仅包绕肱骨头的 1/3，且关节囊薄而松弛，仅靠由纤维软骨构成的盂唇和其他肌肉、韧带维持其稳定性。所以，肩关节的牢固性和稳定性较差，容易产生肩关节的脱位及软组织损伤。

肩关节周围有大量肌肉附着，其中与肩关节运动有关的肌肉有三角肌、冈上肌、冈下肌、大圆肌、小圆肌、肩胛下肌、斜方肌、背阔肌、肩胛提肌、胸大肌、肱二头肌、喙肱肌、肱三头肌。这些肌肉对维护肩关节的稳固性有重要意义。

另外，肩部滑囊如肩峰下滑囊、三角肌滑囊、喙突下滑囊、大圆肌下滑囊等，可以防止关节运动时的过分摩擦，减轻压力，提高运动的灵活性。关节囊病变时，可发生广泛性粘连，过度活动易引起滑囊损伤。

日常生活中，肩关节与我们几乎时时刻刻都在用的手紧密相连，所以相对来说，肩关节的劳损也更严重一些。因此，平时对肩关节进行防护和养护是非常重要的，而不是疼痛不出现就可以忽略。因为疼痛一旦出现，再想调理，就变为需要耗时、耗力的事情了，远不如"防患于未然"来得轻松。

脊柱，人体直立行走的支柱

　　脊柱是人体直立行走的支柱，也是人体最强大的骨性支柱。它由24块椎骨（包括7块颈椎骨、12块胸椎骨、5块腰椎骨）组成，1块骶骨和1块尾骨通过韧带、关节及椎间盘连接而成。上端承托颅骨，下联髋骨，中附肋骨，并作为胸廓、腹腔和盆腔的后壁，具有支持躯干、保护内脏、保护脊髓和进行活动的功能。

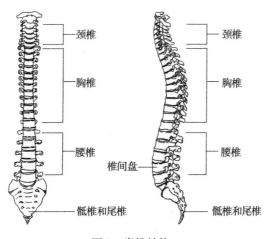

图4　脊椎结构

　　椎骨周围有坚强的韧带相联系，能维持其相对稳定，又因彼此之间有椎骨间关节相连，故具有相当程度的活动能力，虽然每个椎骨的活动范围很小，但如全部一起活动，范围就会增加很多。

脊柱的前面由椎体堆积而成，与胸腹内脏仅隔有一层较薄的疏松组织，能保护脏器及其神经、血管。椎体破坏时，脓液在颈部可聚集于咽后，或沿着颈部下降至锁骨下窝，也可沿着臂膀至腋窝；在胸部可沿着肋间神经至胸壁，也可以波及纵隔；在腰部可沿着腰大肌筋膜下降，形成腰大肌脓肿，可流注至腹股沟下方，也可以绕过股骨转至臀部。

脊柱的后面由各椎骨的椎弓、椎板、横突及棘突组成。彼此借韧带互相联系，其浅面仅覆盖肌肉，比较接近体表，易于扪触，所以脊柱后部的病变容易穿破皮肤。

在脊柱前后两面之间为椎管，内藏脊髓，脊髓对于人体而言是非常重要的。因为无论是人体体表还是内脏的神经组织，大都起源于脊柱里面的脊髓。脊柱出现问题影响到脊髓，就有可能会影响全身各个部位。而且脊髓周围的骨性结构，如椎体、椎弓、椎板，因骨折或其他病变而侵入椎管时，即可引起脊髓压迫症，甚至仅小量出血及肉芽组织就会引起截瘫。

另外，脊柱出现问题，引起颈椎病，不仅仅是出现颈椎疼痛而已，还会导致手臂麻木、肌肉萎缩、腰腿疼痛等相关症状。所以，事关人体健康的脊柱，一定要保护其三个生理曲线，即颈椎向前，胸椎向后，腰椎又向前，形成的自然的生理曲线。因为一旦这个生理曲线消失了，那就是脊柱出了毛病。

腿，人体重要的运动器官

俗话说，"人老腿先老"，在我们身体的各个部位中，腿的工作负担最大，是人体的重要支柱，不仅支撑着全身的重量，还需完成行走、跑跳等任务，所以最容易受到损伤，人到老年如果受到腿病的限制，活动量就会减少，对整个世界的感知也会明显减弱，这必然会给精神层面带来一定的影响，所以我们要把腿保护好，才能够健康长寿。

腿，分为大腿和小腿。大腿的骨骼是股骨，股骨上端圆形凸出为股骨头，其上部完全为关节软骨所覆盖。股骨下的部分为股骨颈，微向前凸。股骨的活动很灵活，使下肢的运动范围在110°～140°之间。膝关节把大腿和小腿连接起来。小腿的骨骼有两根，即胫骨和腓骨。腿部有丰富的肌肉、血管、筋膜、韧带和神经。血管有股动脉、足背动脉，神经有坐骨神经、腓总神经等。这些组织器官共同构成了人体的运动器官——腿。

中医学认为，腿不仅能支撑人体，还是人体的"第二心脏"。这个说法听起来有点夸张，仔细分析一下还是有道理的。小腿离心脏较远，加上地心引力的影响，血液回流时比较费劲，如果把腿部照顾好了，无异于在身体的下部加了一个"泵"，可助心脏一臂之力。

而且，腿部还是沟通内外的门户。我们经常有这样的感觉：在炎热的夏天或寒冷的冬天，门窗紧闭不开，时间久了，室内空气混浊，再久了就

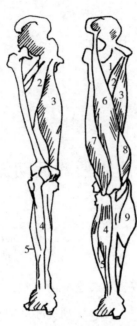

1. 髂腰肌
2. 耻骨肌
3. 大收肌
4. 胫骨前肌
5. 趾长伸肌
6. 股直肌
7. 股外肌
8. 股内肌
9. 腓肠肌

图5　腿部结构

会气味难耐，出现头晕、恶心。此时，门窗一打开，这些问题就立刻解决了。

同样，我们的身体也需要这样的"门窗"，经常开启，使体内浊气（即有害物质）排到外面，清气（即营养物质）进入里面，保持内外沟通，便能使经络系统保持平衡畅通。而我们身体的"门窗"就在小腿上。当然不是在腿上用刀子捅几个洞，而是通过特殊的通路操作，实现这些功能。如刺激肾经和胆经就是建立"门窗"，刺激脾经和膀胱经就是打开"门窗"进行交换，刺激肝经和胃经就是关闭"门窗"，让有益的物质在体内充分流通。

所以，日常生活中，学会如何养护双腿，不仅仅是养腿，还能防治腿痛，甚至是腰背痛。因为腿痛往往不是单独发生的，容易放射、牵拉腰背，造成腰背痛，所以养腿对防治腰背痛也有积极意义，对养护身体健康作用重大。

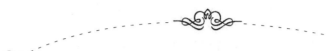

椎间盘，更好地保护脊柱不受外力损伤

椎间盘位于两椎体之间，通过薄层的透明软骨与椎体相连，由纤维环、髓核和软骨终板三部分构成。纤维环由纤维及纤维软骨组织构成，横断面上呈环形层状排列，前面及两侧厚，后面及后外侧薄。所以，纤维环变性早于其他组织，特别是后外侧薄弱处。

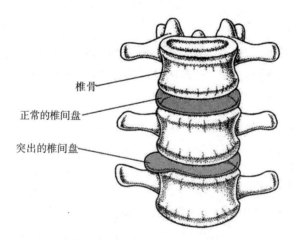

图6 正常的椎间盘与突出的椎间盘

髓核在出生时比较大而软，位于椎间盘的中央，不接触椎体。成年后，髓核位于椎间盘中央偏后，占椎间盘横断面的50%～60%。髓核如同滚珠，随脊柱屈伸向后或向前移动。髓核具有可塑性，在外力压缩下可变为扁平状。

软骨板又称软骨盘，由软骨细胞构成，居椎间盘上下两端，周围有椎体隆起的骨环包绕，平均厚度为1毫米，中心区更薄，呈半透明状，位于椎体骺环之内。软骨板有许多微孔，是髓核的水分和代谢产物的通路。一般认为，软骨板在成人时属于无神经血管组织，损伤后既不疼痛，也很难自行修复。

椎间盘在承受压力时，纤维环可以延展，而髓核可以成为扁平状态，从而起到缓冲震荡作用，待压力消失时，又可恢复正常。

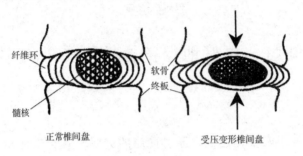

纤维环　髓核　软骨终板

正常椎间盘　　　　　受压变形椎间盘

图 7　椎间盘结构

一般来说，椎间盘具有以下 6 个生理功能：

（1）联结上下两椎体，并使椎体间有一定的活动度，保持脊柱在运动时的稳定性。

（2）保持脊柱高度，随椎体的发育椎间盘也有所增长，整个椎间盘的长度占脊柱长度的 1/5。人到老年时椎间盘萎缩变性，因而老年人较其青年时期身高会变矮。

（3）均衡椎体表面所承受的压力，通过髓核半液状成分使整个椎间盘承受相同的压力。

（4）吸收震荡，缓冲因高处坠落或肩背负荷时对人体的冲击力。

（5）维持侧方关节突一定的距离和高度，保持椎间孔的大小。

（6）维持脊柱的生理曲度，椎间盘前厚后薄，使颈腰椎产生生理前突，以适应人体直立行走、弯腰负重及减缓对人体大脑的震荡等作用。

当椎间盘所能发挥的生理功能受到影响的时候，就要及时至医院进行检查，查看椎间盘是否出现问题了。

要点须知：小测试，看你的骨骼是否健康

除了去医院进行检查之外，我们还可以通过一些小方法来测试自己的骨骼是否健康。如日常生活中经常落枕、浑身酸痛、睡眠充足的情况下也觉得累等，这些看似跟骨骼没有任何关系的小细节，也可能是骨骼在向你发出的预警。下面来做一个小测试，看看你的骨骼是否健康。

1. 肩颈、腰腿活动没有之前灵便是骨骼出现问题的征兆之一。如工作没多长时间就腰背酸痛；上下楼梯时感觉腿上像灌了铅一样，沉重而发酸、发胀；肩、颈、腰、腿按一按有压痛点等，都说明骨骼开始疲惫、老化了。

2. 鞋后跟常被磨得高低不平。这通常是由于双腿长度的不相等或沿着脊椎长轴压力的不均衡导致的。

3. 不能完成十分舒适的深、长呼吸。要知道，呼吸与骨骼的健康、活力是有紧密联系的。

4. 下颌运动时发出"咔嗒"的声音。多是由于颈部或者髋关节半脱位引起的。颈部、背部或更多的关节发出爆裂的声音，通常是由于脊椎关节被锁住或卡住导致的。

5. 头部或髋部不能向两侧轻松地扭动或者旋转相同的角度，且运动的范围减少。

6. 经常感到疲劳。不平衡的脊椎会耗费精力，使精神不能集中。因此半脱位或颈椎不适会影响大脑健康。

7. 出现一条腿比另一条腿短的现象。不脱鞋，躺下，让一个人在你后面站着，把你的脚后跟沿着身体的方向轻轻地拉直，观察你的脚。比较脚后跟的位置，一侧腿（通常是右侧）会出现比另一侧短一点的情况。

8. 双腿一侧发凉。即使夏天也总感到小腿肚凉飕飕的，有时还觉得从臀部开始，到脚后跟，中间一条线都凉凉的。这可能是血液循环不畅造成的，也可能和腰椎间盘病变有关。

9. 抽筋次数增多。抽筋即肌肉痉挛，是一种肌肉自发的强直性收缩。可由于寒冷刺激、出汗过多、疲劳过度、缺钙或者下肢动脉粥样硬化闭塞症引起，多发生在小腿、脚趾部位，有时手、背部也有抽筋现象出现。

10. 关节疼痛。上下楼梯、蹲下或跳跃时，髋、膝两处出现不适，甚至腿部有摩擦磨损、卡住动不了的感觉，说明关节已经在"报警"。

如果自检发现有以上现象，并且不是偶然出现，很快消失，而是持续了一段时间，就要考虑骨骼是否存在健康隐患，需要及时去医院进行检查了。

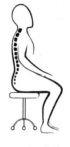

第二章
掌握疼痛根源，远离颈肩腰背痛

治病要治本，这是我们治疗疾病的关键点。如果治标不治本，疾病可能会反复发作，颈肩腰背痛也是如此。容易引起颈肩腰背痛的自然退行性变化、过度肥胖、不良生活和饮食习惯、相关疾病等，都是我们要治的"本"。只有掌握这些导致疼痛的根源，并且治好这些根源，才能帮助我们远离颈肩腰背痛。

自然的退行性变化，引起肩颈腰腿不适

身体组织结构的退行性变化是颈肩腰背痛产生的主要因素。随着年龄的增长，身体的组织结构普遍发生老化现象。人在30岁时身体各组织器官已经完全发育成熟，30岁以后便开始走"下坡路"了。这里说的"下坡路"是指人体某些"零件"开始老化，也就是专业术语所说的退行性变化。在青壮年时期，身体内一些轻微的退行性变化是不会被感觉到的，但随着岁月的流逝，退行性变化日益加重，到一定程度时，人们就会感到体力和精力不济，做事力不从心。

一般来说，颈椎、胸腰椎的退行性变化往往表现为软骨细胞退变萎缩、椎间盘突出变性、骨质增生、长出骨刺、韧带僵硬失去弹性等。退行性变化继续发展下去，就会演变为退行性疾病，颈椎病就是退行性疾病的一种。

由于每个人的遗传基因、行为方式、生活方式、饮食习惯不同，颈椎病的发病年龄有很大的差别。目前，已有为数不少的年轻人患上了颈椎病，这表明患者的颈椎提前老化，早早便出现了椎间盘突出、骨质增生和韧带增厚、僵硬等症状。

相较于颈椎、胸腰椎的退行性变化来说，椎间盘的退行性变化更容易发生，因为椎间盘仅有少量血液供应，营养有限，且日常生理劳损较其他组织严重，所以极易退变、老化。

　　有报告指出，人在 25 岁左右，椎间盘已经开始有轻微的退行性变化了；30 岁以后，退变明显，纤维环出现裂隙。人出生时，纤维环含水约 80%，髓核含水约 90%；到 35 岁时则分别降至 65% 和 78%；随着年龄的增长，髓核会继续脱水而逐渐缩小至中心部，周围纤维环也会有所增厚。椎间盘的老化，使其弹性和负荷能力减退，再加上反复承受挤压、屈曲、旋转等，就会导致纤维环破裂，髓核突出。

　　中医学认为，人体退行性变化导致的颈肩腰背不适虽然不可逆，但是可以延缓、防治，因为肩颈腰背不适主要是筋骨劳损、闪挫扭伤等导致气滞血瘀，或风寒侵袭、寒凝气滞、经筋痉挛，或为肝肾精亏、筋脉失养所致。从根本上调理身体，养骨、养气、养血，便能在很大程度上防治颈肩腰背痛。

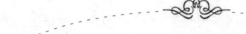

过度肥胖，给肩颈腰腿带来巨大压力

随着经济的发展，生活水平的提高，人们的饮食结构发生了很大的变化。糖类和动物性食品的摄入量明显增多，导致高血脂、高血糖、高血压病的发生率急剧上升，危害人们的健康，加快人体的衰老。

肥胖是由体内脂肪代谢和糖代谢出现障碍引起的，摄入脂肪过多或脂肪的利用减少，剩余的脂肪便会堆积于皮下，形成肥胖。同时，摄入过多的淀粉、精制糖等，剩余的糖类也会转化为脂肪而引起肥胖。

肥胖对身体有较大的负面影响，甚至有不少医学家认为"肥胖乃百病之源"。因为它会对身体的循环系统、呼吸系统、内分泌系统、泌尿系统、生殖系统、消化系统、神经系统、运动系统等都产生不良影响，容易引发高血压病、心肌劳损、睡眠窒息综合征、高脂血症、糖尿病、肾病、肥胖性生殖器官退化症、肝硬化、癌症以及慢性骨关节疼痛等。这里我们着重说一下肥胖带给骨骼的影响。

肥胖者由于体重过重，增加了骨关节的负荷，加重了骨关节的劳损，进而促进软骨细胞萎缩和关节内骨质增生，加速了骨关节的老化。而且人体发胖后，一般都不爱活动，这进一步加重了骨关节的老化。与此同时，过重的身体还会给背腰肌、韧带、筋腱等过大的曲张力，从而导致背腰痛。

因此，如果有肥胖现象，并且已经出现全身酸痛症状，应及时就医，从而控制体重，扫除疼痛，恢复健康。

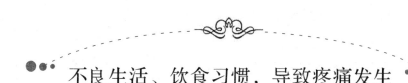

不良生活、饮食习惯，导致疼痛发生

当我们的生活和饮食习惯不合理时，很容易导致身体过度疲惫，使身体对外界的抵抗力透支，从而引发一系列的肩颈痛、腰腿痛等身体疼痛。下面就列举几种不合理的生活、饮食习惯，需要我们引起注意。

长时间伏案工作，不注意坐姿 伏案工作时间较长，会使颈肩部、腰部的肌肉一直处于紧张强直状态，容易僵硬、劳损，导致肩颈疾病的发生。

以车代步 经常开车的人都知道，双手握着方向盘不是一件轻松的事情，看似坐着，其实很累。当人体保持同一动作过久之后，气血流通会受到阻滞，造成肌肉群疲劳，久而久之就会造成肌腱、韧带劳损，无力支撑骨骼，造成脊椎稳定性改变，从而导致颈肩腰背痛。

睡高枕软床 睡眠时用高的枕头非常不利于颈椎健康，因为过高的枕头不仅让肌肉无法在睡眠中得到放松、修复，还会加重颈肩劳损的状况，久而久之导致颈肩腰背痛。过软的床也是如此，会弱化床对骨骼的支撑作用，容易影响脊柱放松，加重腰椎的负担，久而久之影响脊柱自然弯曲，引发颈肩腰背痛。

长时间上网聊天或打游戏 现在很多人喜欢躺在床上进行网上聊天或玩游戏，这种休闲方式看似舒服，其实很危险。因为躺在床上玩游戏时，颈、胸、腰、骶4个曲度不符合人体脊柱的最佳生理弯曲，长期保持这样的姿势，很容易引发颈椎病、腰椎间盘突出症等脊柱退变性疾病，产生颈肩腰背痛或其他更加严重的症状。

湿发睡觉 很多人有晚上睡前洗澡的习惯，如果晚上睡前洗澡，一定要等头发干透后再上床睡觉，否则湿发入睡很容易导致湿邪入侵，诱发颈肩疾病。

不正确的劳动和运动姿势 不正确的劳动和运动姿势最容易发生意外，导致颈肩腰背损伤，从而引发颈肩腰背痛。

饮食有偏嗜 爱吃肥肉、动物内脏，很少吃蔬菜、水果的人以及食量偏大却运动偏少的人，都容易让骨骼、肌肉缺乏营养，导致颈肩腰背痛出现。

由此可见，尽管骨骼、肌肉看似强壮，支撑着整个身体，但我们还是应该对其多加关注。毕竟它们不是万能的，而是像机器一样，长期磨损极有可能造成"失灵"。因此，日常生活中不要长时间保持同一个姿势，工作1~2个小时后最好起身活动一下，使关节、肌肉等得以伸展，从而缓解疲劳。重体力劳动者要注意休息和关节的日常养护，如勤泡脚，泡完脚之后再活动一下关节，按摩相关穴位等，有利于养护骨骼、保持身体健康。

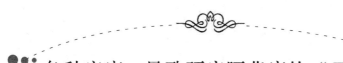

各种疾病，导致颈肩腰背痛的"元凶"

很多时候，颈肩腰背痛并不是单纯的疼痛，而是由于很多疾病在背后"作怪"，引发了颈肩腰背痛。它们是导致颈肩腰背痛的"元凶"，只要治好它们，颈肩腰背痛就能随之消失。

急性损伤 脊柱骨折，韧带、肌肉、关节囊撕裂，急性椎间盘突出等都属于急性损伤，其损伤后最常见的症状就是颈肩腰背痛。以颈椎病为例，据研究表明，50%的脊髓型颈椎病与颈部外伤有关。

慢性劳损 慢性劳损是指超过正常生理活动范围最大限度或局部所能耐受时值的各种超限活动。因其有别于明显的外伤或生活、工作中的意外，因此易被忽视，但其对颈肩腰背痛的发生、发展、治疗及预后等都有着直接关系。一般来说，不良的睡眠体位、不当的工作姿势、不适当的体育锻炼等都属于慢性劳损。

脊柱退行性病变 脊柱的退行性病变是导致颈椎病、腰椎病以及颈肩腰背痛最常见的因素之一。

炎性病变 炎性病变分为细菌性炎症和非细菌性炎症两种。细菌性炎症又可分为化脓性感染（如椎间隙感染、硬膜外脓肿、椎体骨髓炎）和特异性感染（如脊柱结核）；非细菌性炎症多见于风湿性肌纤维组织炎、类风湿性关节炎、第3腰椎横突综合征、强直性脊柱炎、能储关节致密性骨炎等。

精神因素导致的疾病　如慢性疲劳综合征、精神过敏的脊柱炎、神经衰弱、抑郁症等，都容易引发颈肩腰背酸痛。

关节疾病　如颈椎病、风湿性关节炎、肩关节周围炎、肩胛肌劳损以及黏液囊炎、肌腱炎等都会引起颈肩腰背痛。

内脏疾病　如冠状动脉粥样硬化性心脏病，多由于冠状动脉狭窄或痉挛所致，而肩部、胸骨部以及左侧小指等处的疼痛是经过 1～5 胸椎前的交感神经节和相应的脊髓神经传入大脑的，所以大脑有时会分不清疼痛是来自心脏，还是胸骨、肩部。因此，冠状动脉粥样硬化性心脏病患者也常常出现肩痛。另外，妇科盆腔疾病、前列腺疾病等可引起下腰痛，肾脏疾病如结石、肾盂肾炎及腹膜后疾病如脓肿、血肿等可引起腰背疼，肝脾和心脏病可引起背部疼痛。

肿瘤、癌症　如骨与软组织肿瘤、骨髓或神经肿瘤、肺癌、肺尖癌等，都容易出现肩背痛。以肺尖癌为例，当肺尖部发生癌肿后，不断发展的癌肿组织可压迫或侵犯神经丛，若侵犯臂丛则可出现肩部疼痛。这种疼痛通常以腋下为主，呈向上肢内侧放射的烧灼样疼痛，在夜间尤甚。如果肩部严重受压，还会影响肩部和上肢的活动。

由此可见，导致颈肩腰背痛的疾病可谓多种多样，日常生活中若出现颈肩腰背痛的症状，不要轻易忽视，最好去医院检查一下，排除重大疾病的可能后，再来防治颈肩腰背痛会更加简单。

要点须知：疼痛可能人人有，正确止痛是关键

日常生活中，我们可能常常受到疼痛的困扰，如"疼起来要人命"的牙疼，可能疼到呕吐的神经性头痛，已经习以为常的腰痛、腿痛、肩痛等，其实，这些疼痛看似寻常，但若长期不予以治疗，则会对身体造成更大的危害。

在医学界，疼痛排在呼吸、脉搏、体温、血压之后，被称为"人类第五大生命指征"，对于判断人体健康有非常重要的作用。一般来说，疼痛可以分为两种，一种是急性疼痛，一种是慢性疼痛。急性疼痛是某些疾病的伴生症状，具有"来得快，去得也快"的特点。如发热引起的头痛，一般发热消退后，头痛也会跟着消失，不会持续很长时间。

而慢性疼痛，人们往往将其称为"不死的癌症"，因为它常常发生，且原因大多不明、持续时间很长，给人的感觉是缓慢、隐约的，在遇到阴雨天气、过度劳累时隐约的疼痛才会变得明显。相较于急性疼痛而言，慢性疼痛更麻烦。长期得不到治愈的慢性疼痛，可能会造成食欲减弱、体力下降、心情焦虑、精神抑郁等。因此一旦发生疼痛，学会正确止痛、及时消除疼痛是关键。

想要正确止痛，首先要学会第一时间去医院。很多人觉得慢性疼痛无关紧要，疼一阵过去或许就不会再疼了，或者吃些止痛药就不再关注了，从来不会将去医院做检查放在首位，从而延误病情。

其次，要学会合理用药，尤其是止痛药。因为止痛药虽有止痛的功效，但如果发生腹痛、头痛、肌肉酸痛等情况时，一旦服用止痛药再去医院进行检查容易加大医生的诊断难度。如骨关节炎患者，若长期服用止痛

药，很可能会造成消化道出血。若将消化道出血导致的腹痛当成简单的疼痛，选择服用止痛药，就会进一步加重病情，甚至危及生命。

再次，发生疼痛后要注意休息。出现疼痛后，尽量卧床休息，以免因为过度劳累，导致小疼痛变成大疼痛。待确诊疼痛原因，进行治疗以后，再配合适当的运动，帮助身体恢复健康。

然后，不同的疼痛有不同的缓解方式。如常见的颈肩腰背痛，要注意卧床休息，疼痛缓解后再适当运动，舒缓疼痛；三叉神经痛在注意环境安静、充分休息、舒缓头部紧张的同时，可以把饮食调整为流质、半流质，这样可以尽量避免咀嚼带来的神经刺激，有助于缓解三叉神经痛。

最后，防止复发。慢性疼痛治愈后，有可能再次复发。如常见的颈肩腰背痛，与我们的日常工作息息相关，长期接触鼠标、打字、久坐、伏案工作等，均能造成颈肩腰背痛。所以，为了防止慢性疼痛复发，要注意消除诱因。如每工作 1 小时休息 10 分钟左右，活动活动身体；或在专业教练的指导下做一些舒缓肌肉的运动；也可以按照本书中所讲的方法进行有效的缓解。

总之，面对疼痛，既要去正规的医院进行检查、治疗，并及时复检，学会正确止痛的方法，又要注意日常防护，缓解疼痛的同时避免疼痛复发。

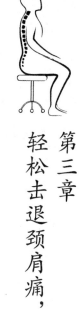

第三章
轻松击退颈肩痛，恢复颈肩灵活自如

颈 肩痛常常并生，颈椎痛容易引发肩痛，肩痛也容易导致颈椎痛，所以颈、肩部发生疼痛，可以一同防治。本章通过食疗、按摩、保健操、日常锻炼、外用方、足疗等各种简单有效、省时省力的方法，帮助大家击退颈肩痛，让颈肩活动自如。

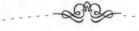

常做颈部保健操，轻松预防颈椎病

颈椎病是常见的一种骨科疾病，久坐一族，如白领、学生、司机、柜台营业员等，本就是颈椎病的高发人群，再加上电子产品的大众化，故使当今社会颈椎病的发病率更是居高不下，患病人群也越来越年轻化。颈部的保健，除了要保持良好的姿势、减少久坐时间，避免颈部长时间处于一个姿势外，还可以多做颈部保健操，每天只需几分钟，简单易学，就可以改善颈部的血液循环，缓解颈部痉挛和肌肉软组织，预防颈椎病。

第一式　前俯后仰

自然站立，双目平视前方，双脚分开与肩同宽，双手叉腰。放松颈部，吸气，同时抬头后仰至个人极限，双眼望天，停留片刻；呼气，头部回正并继续向前胸低头至个人极限，双眼看地，停留片刻；头部回正，结束。如此反复3次。

第二式　左右摆动

直立，颈部放松，头部先缓缓向左肩倾斜至个人极限，停留片刻；头部回正，再缓缓向右肩倾斜至个人极限，停留片刻；头部回正，结束。如此反复5次，注意与呼吸的配合。

第三式　左右旋转

自然站立，双目平视前方，双脚分开与肩同宽，双手叉腰。放松颈部，吸气，同时头部缓缓转向左侧至个人极限，充分拉伸右后颈部肌肉，停留片刻；呼气，头部缓缓转向右侧至个人极限，充分拉伸左后颈部肌肉，停留片刻；头部回正，结束。如此反复 3 次。做操时身体要保持直立，只转动颈部，而且不要过分扭转，动作宜轻松、舒展。

第四式　颈部环绕

自然站立，双目平视前方，双脚分开与肩同宽，双手叉腰。放松颈部，依顺时针方向与逆时针方向交替进行颈部的 360°转动，共 6 次。

第五式　提肩缩颈

自然站立，双目平视前方，双脚分开与肩同宽，双手自然下垂。放松颈部，双肩慢慢提起，颈部尽量往下缩，停留片刻；双肩慢慢放松，头颈自然伸出，恢复自然状态；然后双肩用力下沉，颈部相反尽量向上拔伸，停留片刻；双肩慢慢放松，颈部回落，恢复自然状态。如此反复 3 次。颈部伸缩时要配合慢慢地吸气，停留时要憋住气，松肩时一定要使肩颈部完全放松，然后再进行下一次。

第六式　波浪屈伸

自然站立，双目平视前方，双脚分开与肩同宽，双手自然下垂。放松颈部，吸气，同时下颌尽量贴近前胸，向下前方屈起；呼气，同时胸部前挺，下颌用力向上前方伸出；还原，再进行第 2 次的屈伸。完成两次先屈后伸后，停顿片刻，反过来再做下颌的伸屈运动，即下颌先向上前方伸出，然后再向下前方屈起，动作要领同前，同样做两次。

第七式 举臂转身

自然站立，双目平视前方，双脚分开与肩同宽，双手自然下垂。先举起右臂，手掌向下，抬头目视手心，吸气，身体慢慢转向左侧，转身时，脚跟也要转动45°，身体重心向前倾，停留片刻；呼气，身体再转向右后侧；停留片刻，身体回正，右臂沿右耳根慢慢压下；换左臂，要领同前。左右反复做3次。注意在转动颈、腰部时，要尽量转到不能转为止，最大限度地拉伸颈腰部肌肉，但动作不宜过度，要轻柔，小心扭伤。

第八式 颈项相争

自然站立，双目平视前方，双脚分开与肩同宽，双手自然下垂，贴于裤缝处。吸气，头部慢慢转向左侧，身体则反向转向右侧，头部与身体呈反向拉伸，停留片刻；呼气，头部、身体同时回正；吸气，头部慢慢转向右侧，身体则反向转向左侧，停留片刻；呼气，头部、身体同时回正。如此反复3次。

 小贴士

1. 做颈部保健操时，动作一定要缓和，不可用力过猛，以免扭伤韧带。

2. 做颈部保健操时，特别注意呼吸的调整要与身体的感觉一致。

3. 颈部要注意保暖，避免受凉。

4. 明确诊断症状类型，脊髓型和椎动脉型以及颈椎骨质增生明显者最好不要做颈部保健操，尤其不要做按摩。

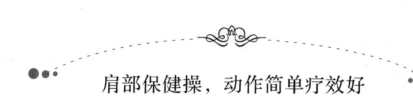

肩部保健操，动作简单疗效好

长期低头伏案工作、从事电脑操作、坐姿不正确、玩电子产品等人，由于长期保持某一种姿势，使肌肉一直处于紧张的状态，很容易引起肩部肌肉痉挛，引发肩部疼痛。这种疼痛可能不会马上展现出来，起初以麻木、酸胀为主要表现，积累到一定程度就会造成肩部疼痛、肩关节活动受限等，给工作、生活带来不便，所以日常生活中常做肩部保健操来养护肩部，非常有必要。

第一式　画圈

两肩放松，屈肘，两手分别置于同侧两肩，两臂以肩为轴心而画圈。先画小圈，再逐渐增大，每次画圈 20 个，顺时针方向做 10 个，逆时针方向做 20 个，每日做 1～2 遍。

第二式　揉肩

直立，全身放松，右手置于左肩部，轻揉 20～30 次。然后将左手置于右肩，轻揉 20～30 次。揉肩可以使肩部气血疏通，起到行气血、通经络的作用，如按揉后，肩部感觉微微发热，则效果更好。

第三式　前后摆臂

正立，双臂自然下垂，调匀呼吸；吸气时，两臂逐渐向前平伸、上举，手要尽量举高，达到可能达到的最高处；然后呼气，同时两臂放下，并向身后摆动，后摆时手臂尽量后伸，并连续摆动 10 ~ 15 次，然后恢复原来的姿势，稍停片刻，再继续操作，可做 1 ~ 3 遍。

第四式　双手扒墙

面对墙壁站立，双足分开与肩同宽，双手放在墙上，由下往上扒，直到手部可扒到的最高位置停止。重复 5 ~ 15 遍。

第五式　后抬手

自然站立，将双手置于背后，十指交叉紧扣，胸部随之舒展开来。保持双手十指交叉紧扣，手臂尽可能往上抬高。维持这个姿势约 7 秒。重复做 5 ~ 10 次。

第六式　牵拉式

右手臂与手肘呈 90°，贴在背后，张开手掌，掌心向外。用左手抓住右手手腕向左牵拉。维持这个姿势约 7 秒，重复 5 ~ 10 次。然后换手进行。

 小贴士

1. 除做肩部保健操外，还要改掉长时间保持同一姿势等不良习惯，这样才能从根本上舒缓肩部肌肉。

2. 做肩部保健操时，以自己能耐受为度，尤其是肩周炎患者，不可操之过急。

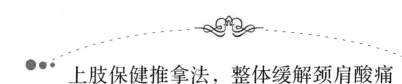

上肢保健推拿法，整体缓解颈肩酸痛

上肢保健推拿法共分为十二个步骤，如果时间较充足，则可以十二个步骤都推拿按摩一遍；如果没有充足的时间，则可以挑选其中一个步骤或者几个步骤进行，自由灵活，操作简单，平时工作忙碌、伏案学习、久坐之后，只要颈、肩、手臂、手腕等部位感觉疲惫、酸痛、无力时，都可以进行。即使没有任何不适，定期进行一次上肢保健推拿，也可以有效放松上肢肌肉，预防颈、肩、手臂酸痛的出现。

第一步 揉颈肩

用掌指自颈侧向下捏揉至肩部 10 余次。

第二步 按揉肩井

用手指按揉肩井部，并岗上、下窝部 1 ~ 3 分钟。

第三步 拿揉三角肌

用五指拿揉肩头隆起之三角肌 1 分钟。

第四步 按揉肩髃、肩髎、肩贞

用指按揉肩髃穴，并向下按揉结节间沟处；然后按揉肩髎、肩贞穴各 1 ~ 2 分钟。

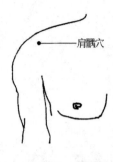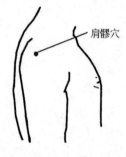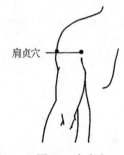

图8　肩髃穴　　　　　　图9　肩髎穴　　　　　　图10　肩贞穴

图注：肩髃穴位于肩峰前下方，当肩峰与肱骨大结节之间的凹陷处。肩髎穴在肩部，肩髃后方，当臂外展时，于肩峰后下方呈现凹陷处。肩贞穴位于肩关节后下方，腋后纹头上1寸。

第五步　摇肩

屈肘，顺、逆时针摇动肩部各10余次。

第六步　搓揉上肢

用两手自肩向下搓揉至腕部；如单手可先内侧、后外侧搓揉伸、屈肌群。

第七步　点按曲池、少海穴

用拇、食指分别按压曲池穴、少海穴，屈伸肘关节10余次。

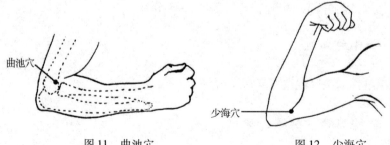

图11　曲池穴　　　　　　　　图12　少海穴

图注：曲池穴屈肘，位于肘横纹头外侧端。少海穴屈肘，位于肘横纹头内侧端。

第八步　揉腕、点揉外关穴

用手指指腹按揉腕横纹处腕周各穴，并重点点揉外关穴 1～3 分钟。

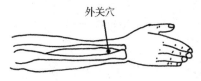

图 13　外关穴

图注：外关穴位于腕背横纹上 2 寸，尺桡骨之间。

第九步　摇腕

一手握腕，一手握指，顺、逆时针摇腕关节 10 余次。

第十步　揉掌指关节

用两指依次按揉掌指关节部，以掌侧面为重。

第十一步　捋指

用拇指和弯曲的食指捋抻各指 10 次。

第十二步　叩指

两手十指自然弯曲，指尖垂直向下叩击 30 次。

　小贴士

以上按摩均应先轻后重，由浅入深，循序渐进，给体表一个适应的过程，切勿用暴力，以免擦伤皮肤、拉伤肌肉。

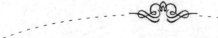

太极拳，传统有效的颈肩保健法

太极拳是以中国传统儒、道哲学中的太极、阴阳辩证理念为核心思想，集颐养性情、强身健体、技击对抗等多种功能为一体，结合易学的阴阳五行之变化、中医经络学、古代的导引术和吐纳术形成的一种内外兼修、柔和、缓慢、轻灵、刚柔相济的中国传统拳术。它不仅是国家非物质文化遗产，而且对于养生也具有非常重要的意义。其中有不少动作对保健肩颈效果良好。

第一式　无极桩

盘腿端坐，双手自然放于两膝上，掌心向下，双足脚尖微向内扣，全身放松。双手缓缓抬起，抬至与肩同高后两手手心翻转，掌心相对，松肩沉肘，含胸拔背。

第二式　开合

双手缓缓开合拉气或旋转揉气，意将天地精华之气收入双手掌心之中，直到双手掌心之间感觉有拉不开合不拢的"浑元气"，即"得气"。此时呼吸要细长匀缓，呈逆腹式。

第三式　捧气贯顶

调整呼吸，用双手将精气捧起，从前发际上梳，贯至后发际，再从后发际沿后颈部贯至两肩，最后两手自然下垂、指尖向下，意在将头颈部的病气从指尖泻入地下，同时口中轻轻发出"嘘"的声音。此动作连续做9次。

第四式　抱头推山

双手十指交叉，放于后颈部，以掌根夹住颈部肌肉，适度用力提拉、按压36次。

第五式　三鼓齐鸣

两手掌心捂住耳孔，食指叩击脑部36次，叩击完毕两手向两侧猛然松开。

第六式　抻筋拔骨

双手缓慢地放在膝盖上，肩部放松下沉，头颈部向上抻拔，维持3分钟左右。

第七式　青龙出首

头向左右两侧缓慢摇摆，直至自己能接受的最大限度时停止，连续做9次。

第八式　周身拍打

缓慢起身，双手从头到脚适度用力拍打。注意拍打的顺序是先上后下、从左到右、从前到后，周身都要拍打到。

第九式　甘露沐浴

放松站立，两手从身体两侧缓缓上起，两臂伸直，从头顶上方缓缓按至小腹部，就像接受天上的甘露，用它淋浴将身体内的浊气洗刷干净一般。连续做9次。

 小贴士

1. 以上九式做完后，双手缓缓交叠于小腹部下丹田位置，静养、收工，然后干搓手、干浴面各36次效果更好。

2. 不是所有的肩部疼痛都适用于太极拳，如肩袖损伤需要微创手术治疗者，练太极拳会越来越严重。不过，肩周炎患者则可以用太极拳进行缓解。因此，肩痛要先看医生，遵医嘱进行锻炼。

3. 想要加强练习太极拳的功效，练之前要热身，练时要注意量力而行，练之后要"养汗"，这样才能事半功倍。具体内容如下。

（1）热身是所有运动都需要的，即使是柔和的太极拳也不例外。可以在练拳之前做常规的热身运动，比如压腿，把韧带拉开；做半蹲起，把膝、踝关节的"枢纽"打开；活动头部，放松颈、肩等容易紧张的肌肉。

（2）练习时应根据自身的状况灵活调整运动量，做到量力而行，比如身体本身有疼痛者，以练完后身体舒适，不加重疼痛为宜；感冒、气喘、心脏不适等患者，适当打太极拳活动身体即可，不要追求"气沉丹田"的呼吸方法，以免出现头晕目眩、心跳加速、喘不上气等现象，影响自然呼吸。

（3）练习太极拳的"养汗"，其实是养阳的一种方法，尤其是冬季练习时尤其要注意，以身体微热，欲见汗但还没有出汗时收功。

跳绳，能够让颈肩更健康

跳绳是很多人童年的记忆，但是长大之后却很少有时间或兴趣把它进行下去。其实跳绳是一项花样繁多、随时可做、简单易学的健身运动，不仅有利于颈肩健康，而且对全身都有很好的保健作用，是一项非常适合长期进行的运动。

众所周知，大多数的颈肩僵直、酸痛、疼痛是由于长期保持同一个姿势（如低头、伏案工作等）导致的。而跳绳是一项可以协调全身的运动，在摇绳的时候可以让手臂、肩部参与进来，使颈肩部的肌肉得到充分锻炼，增加其肌肉强度，从而有效缓解肩颈酸痛。另外，跳绳可以促进血液循环，使心血管系统保持强壮和健康。

跳绳可能每个人都会，但是要通过跳绳达到活动肩颈的目的，就不是每个人都能做到位的了。因此，真正学会跳绳，要注意以下几点。

第一步 做好热身运动

高抬腿 抬高膝盖到90°，双腿交换的同时用力摆动双臂，开始时慢一些，逐渐提高频率，坚持30秒，这样可以提高双臂、腿部和脚部的灵活性，促进血液流动，提高心率。

踢臀跑 原地跑，要求大腿垂直于地面，小腿做移动运动，脚后跟向后踢到臀部，坚持30秒，这样可以活动大腿前部肌肉，拉伸腰腹部核心肌肉群。

体侧拉伸 左腿弯曲，右腿平移向外侧与左腿呈弓步，右手握住左腿脚腕，左手向右后侧伸直，交替运动 30 秒，可以活动到腰腹核心部位的左右肌肉。

活动腰部 以俯身 360°的方式扭动腰部，一圈为半个八拍，一个方向做两个八拍。

第二步　选对跳绳

跳绳的长度对于跳绳的效果来说至关重要，选择时可以将跳绳折叠，用一只脚踩在中间，跳绳的长度刚好是由地面到肘关节的高度，即为正好。

第三步　握对跳绳

左右手握绳在身体两侧，拇指在上，其余 4 个手指环绕握住绳柄，手臂紧贴在身体两侧，手腕向外微微翘起，掌心朝向斜前方，做好准备动作。

第四步　多样跳绳

渐进式跳绳 法国健身专家莫克曾经专门为女性健身者设计了"跳绳渐进计划"，而这种渐进计划实际上是适合绝大多数人的，即初学时仅在原地跳 1 分钟，3 天后连续跳 3 分钟，3 个月后连续跳 10 分钟，6 个月后每天进行"系列跳"，如每次连跳 3 分钟，共 5 次，如此循序渐进，直到一次可以连续跳 30 分钟以上。研究表明，一次跳绳 30 分钟，相当于慢跑 90 分钟，是标准的有氧健身运动，可以提升身体基础代谢率，活动肩、颈、腰、腿等身体各个部位，既能减肥，又能促进身体健康。

跳绳带跑 身体直立，双脚分开与肩同宽，双手各握绳子一端，起跳时左腿保持正常跳跃姿势，右脚往后抬升，直至右脚趾抬至臀部高度，再次起跳时更换双腿运动，左脚趾抬至臀部高度。重复 6 次双腿交替运动，持续该运动 1 分钟，可以锻炼到身体的肩部、腕部、臀部、股部、腿部等。

单腿跳 保持跑步的动作，单腿轮流跳过绳子。练熟后尽量加快速度，这样不仅能减掉腿上多余的赘肉，还能有效提升腕部、腰腿部的灵活度，降低肩颈腰腿痛的发生率。

不过，跳完绳之后一定要记得做拉伸运动，这样才能美化腿部线条，缓解全身肌肉酸痛。如做小腿伸展运动，一只脚踩在台阶上，另一只脚的一半搭在台阶上，脚后跟悬空向下用力震颤，两只脚交替进行 1～2 分钟即可。

 小贴士

1. 跳绳时应穿质地软、重量轻的高帮鞋，避免脚踝受伤。

2. 挑选软硬、粗细适中的绳子。初学者通常宜用硬绳，熟练后可改为软绳。

3. 最好选择草坪、木质地板等软硬适中的场地，避免在硬性水泥地上跳绳，容易导致关节损伤、头晕等；避免在松动的土地上练习，以防绳子摩擦地面扬起尘土，污染呼吸道和眼睛。

4. 跳绳时要放松肌肉和关节，脚尖和脚跟要协调用力，从而防止扭伤。

5. 肥胖者和中年女性跳绳时宜采用双脚同时起落的方法，且跳跃不要太高，以免关节因过于负重而受伤。

6. 跳绳时间一般不受限制，不过要避开饭前、饭后 30 分钟。

7. 跳绳间隙不需要补充水分，跳绳完成后也不要马上喝水，最好隔 10～20 分钟后小口补充水分。

颈部按摩，缓解颈部疼痛的好办法

颈部疼痛是颈椎病的常见症状之一，若长期得不到缓解，不仅容易加重疼痛症状，还会伴生头晕恶心、肩部酸痛、精神不振等症状。因此，出现颈部疼痛时可以通过颈部按摩来缓解。

方法一 穴位按摩法

按摩百会穴 每天用手指轻轻按摩百会穴 30～50 次，可以起到息风镇静、醒脑开窍、升阳固脱的功效，对于颈椎疼痛引起的头晕脑胀有良好的改善作用。

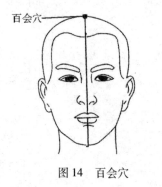

图 14 百会穴

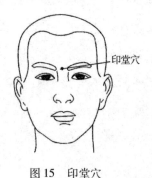

图 15 印堂穴

图注：百会穴位于后发际正中直上 7 寸，当两耳尖直上，头顶正中。印堂穴在前额部，当两眉头间连线与前正中线之交点处。

按揉印堂穴　每天用手指按揉印堂穴 30 次，可以起到清头明目、通鼻开窍的功效，对于颈椎疼痛引起的头痛、头晕、恶心有很好的改善作用。

揉捏风池穴　每天用两手拇指指腹按揉 1 分钟，以有酸胀感为佳，可以起到平肝息风、通利关窍的功效，多用于防治颈椎疼痛、颈椎活动受限以及颈椎不适导致的头晕、头胀痛等。

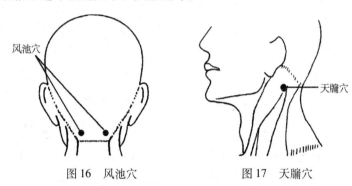

图 16　风池穴　　　　　　　　图 17　天牖穴

图注：风池穴在颈后部，当枕骨之下，胸锁乳突肌上端与斜方肌上端之间的凹陷处。天牖穴位于乳突后下方，胸锁乳突肌后缘，约平下颌角处。

按揉天牖穴　每天用拇指指腹按揉 3 分钟，以局部有明显酸胀或酸痛感为佳，可以起到清头明目、通经活络的功效，多用于防治颈椎疼痛、颈肩背部痉挛强直。

方法二　其他按摩小方法

毛巾按摩法　将 2 ~ 3 条毛巾扭成辫子状，两手各拉住一端，拉伸扭好的毛巾，然后把它们放在脖子后面，慢慢上下揉擦颈部 2 分钟。有助于舒缓后颈部肌肉紧张，缓解后颈部疼痛。

掌根按摩法　单手握住颈部后面，使手掌根部对齐耳后，紧贴颅底部位，握紧。以手指为杠杆，用手掌根部施加压力，向肩膀推挤颈部，重复 5 次，之后做一些温和的伸展运动，如俯仰或旋转颈部。对于颈侧酸痛有良好的缓解作用。

卧位推颈法　仰卧在床，头伸出床外，肩与床边齐平，头向后仰，后颈部尽量放松，再用两手托着后颈部，并以十指从上到下反复揉按后颈部，然后以十指指腹左右来回推擦颈椎的棘突部位，至指下可以感觉到颈椎左右轻度摆动即可。此法可以促进颈部气血流通，改善颈椎关节盂周围软组织之间的关系，纠正小关节错位，有效缓解颈部疼痛。

 小贴士

1. 颈椎疼痛按摩时，手法操作不当可能会带来极大的危害，因此颈椎疼痛者应先去医院检查，排除脊髓型颈椎病和食道型颈椎病的可能，因为这两类颈椎病并不适合按摩。

2. 按摩手法刺激量的大小因人而异，并非越大越好。例如，男性体力强大，耐受力较强，按摩手法宜稍重；女性体质稍弱，耐受力较差，按摩手法宜稍轻；年老体弱者肌肉无力，多骨质疏松，按摩手法宜轻柔，力达患部即可；年轻体壮的人肌肉强壮，骨密度高，按摩手法宜沉稳，力可达患部深处。

3. 按摩期间要注意颈部的清洁和卫生，避免细菌侵入。

泡脚＋热敷，颈部疼痛的"克星"

颈椎是脊柱关节活动度最大的部分，且活动比较频繁，容易引发颈椎病。中医学认为，颈椎病属于痹证的范畴，治疗以疏风通络、除湿止痛为原则，所以常泡脚、勤热敷，对于缓解颈部疼痛有一定的作用。

方法一 常用泡脚方

泡脚最好选择质地无害安全、保温性能好的木盆，盆的高度宜超过20厘米，可以没过踝关节，温度以30℃～43℃为宜，最好不要超过45℃。每天临睡前泡20分钟左右，即可起到加速血液循环、通气血、排毒、提高新陈代谢等保健作用。如果想要缓解颈部疼痛，可以考虑使用中药方泡脚，效果会有所提升。

苏芷泡脚方 苏木15克，白芷12克，当归、桂枝、红花、鸡血藤各10克，仙鹤草9克，共研为粗末，装入布袋扎紧口，放入锅内，加水2000毫升，煎煮20分钟后离火，将药汁倒入泡脚盆中，兑温水至可以泡脚的温度，泡20～30分钟，每日1次，7～10日为1个疗程。此法具有活血化瘀、行气通络、除湿消痰等功效，对于缓解颈部疼痛效果良好。

当芎泡脚方 当归30克，川芎、红花、刘寄奴、路路通各20克，桑枝、白芥子各15克，放入锅内，加水2500毫升，煎煮2沸后关火，去渣取汁，倒入泡脚盆中，兑温水至可以泡脚的温度，泡20～30分钟，每日1

次，感觉见效后再持续泡 1 个月左右即可。

方法二　勤用热敷法

热敷法可以跟泡脚同时进行，既可以在泡脚时用热水袋或热毛巾热敷颈部 10 分钟，又可以用苏芷泡脚方中的药袋、当芎泡脚方的药汁蘸湿毛巾敷在颈后部。热敷和泡脚同时坚持，可以放松颈部肌肉，改善局部血液循环，减轻颈部发硬、酸痛等症状，对防治颈椎疼痛效果加倍。

 小贴士

1. 泡脚时要注意：过饱、过饿时不宜泡脚，否则容易出现头晕不适的情况；心脏病、心功能不全、低血压、经常头晕、糖尿病患者不宜用太热的水泡脚，以温热为宜，否则容易增加发病风险；泡脚时间不宜过久，以 20 分钟左右，身体微微出汗为佳，如果出汗过多，容易引发心慌等症状。

2. 热敷时要注意：皮肤有溃烂或皮肤病者，要避免在皮损表面进行热敷，以防加重症状；扭伤、拉伤等急性软组织损伤 48 小时之内不宜热敷，避免加重局部肿胀；皮肤不敏感或异常人群，如老年人、儿童、糖尿病患者、中风患者不宜盲目热敷。

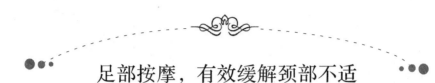

足部按摩，有效缓解颈部不适

长期颈部不适容易引发颈椎病，若颈椎病长期不治又会加重颈部不适，从而陷入恶性循环，所以如果出现颈部不适，及时入院检查治疗是第一步。除此之外，日常生活中进行足底按摩也能帮助缓解颈部不适。

方法一　按摩足部反射区

颈椎在足部的反射区为双足拇趾趾腹根部横纹处，双足外侧第五趾骨中部（足外侧最突出点中部）。颈部肌肉在足部的反射区为双足底跖趾后方 2 厘米宽的区域。每天早、晚用拇指指尖或指腹揉按 10～30 分钟，力度最初要轻，渐渐增强，以稍有痛感为宜，一般坚持两周可以见效。

据研究表明，足部反射区可以反映相应脏腑器官的生理、病理信息，按摩刺激颈部在足部的相应反射区，可以放松颈部肌肉，舒缓紧张感觉，对于防治颈部不适效果良好。

方法二　按摩相关穴位

掐按隐白穴　每天用拇指尖掐按 1～3 分钟，以有酸胀感为宜。此法可以健脾通血、补中益气，对于改善颈部血液循环、舒缓肩颈部肌肉、减少颈椎疼痛效果良好。

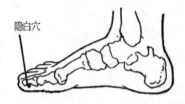

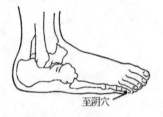

图 18　隐白穴　　　　　　　　　图 19　至阴穴

图注：隐白穴位于足大趾末节内侧，趾甲根角侧后方 0.1 寸（指寸）。至阴穴位于足小趾末节外侧，趾甲根角侧后方 0.1 寸（指寸）。

按揉至阴穴　每天用拇指指腹按揉 1～3 分钟，可以起到通经活络、舒筋转胎的功效，对于改善血液循环、舒缓肩颈部酸痛有良好的效果。

按揉太冲穴　每天用拇指指腹按揉 1～3 分钟，具有平肝息风、镇静安神的功效，对于颈部不适导致的头痛、眩晕有良好的改善作用。

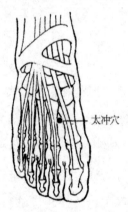

图 20　太冲穴

图注：太冲穴在足背部，当第 1、2 跖骨结合部之前凹陷处。

搓擦涌泉穴　每天用拇指指腹搓擦 1 分钟，具有平肝息风、开窍苏厥、清心泻火的功效，对于颈部不适导致的头顶痛、头晕、视物昏花效果良好。

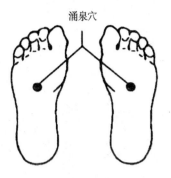

图21　涌泉穴

图注：涌泉穴在足底部，蜷足时足心最凹陷处，约当足底第2、3跖趾缝纹端与足跟连线的前1/3与后2/3交点上。

 小贴士

1. 按摩后30分钟内，饮温开水500毫升，可帮助代谢废物、提升按摩效果。不过需要注意的是，肾脏病患者饮水不宜超过150毫升。

2. 女性月经、妊娠期间要避免足部按摩，以免引起子宫出血过多或影响胎儿健康。

3. 有重大疾病，如出血性疾病、肾衰竭、心衰竭、肝坏死等患者，禁用足部按摩。

4. 若长期进行足部按摩，则足部的痛觉会变得迟钝，这时可用盐水浸泡双脚半小时，增强足部敏感性，从而提高治疗效果。

好的生活习惯，守护健康的颈肩

好的生活习惯是防治疾病最有效的方法之一，但是我们往往很少重视它们，或者即使知道也很少按照要求去做。其实，养成良好的日常生活习惯，可以很大程度上防治疾病。因此，想要守护健康的肩颈，也可以从以下好的生活习惯做起。

好习惯一　选择合适的枕头

人的一生有1/3的时间是在睡眠中度过的，因此与睡眠息息相关的枕头对于人体健康十分重要。一般情况下，我们都将枕头枕在后脑勺下，其实对颈椎最好的方法是枕在颈部的弓形下。因为只有在这种状态下，颈部轻微后仰，才能有效放松颈后部的肌肉、韧带，消除疲劳。

除此之外，还要注意枕头的高度。一般来说，枕头的高度以10~15厘米为宜。在这个标准的基础上，胖人可以略高些，瘦人可以略低些，总体以保持颈部正常的生理曲度为好。如果条件允许，尽量挑选颈曲部分稍高、有一定硬度的枕头，这样可以更好地支撑颈部的生理弧度；且要选周边部位比颈曲部位低3厘米左右的枕头，这样既与颈曲相贴合，又能支撑头部。

当然，枕头的软硬度也要适中，过硬的枕头与头部的接触面积小，压强会增大，不利于肌肉放松；过软的枕头难以支撑头颈部，容易影响血液循环，导致颈部肌肉疲劳。

好习惯二　养成良好的睡眠习惯

想要养成良好的睡眠习惯，可以从以下几方面着手。

告别影响睡眠的坏习惯　例如，喜欢枕头过高或过低、枕着手睡、被子蒙头睡、张口呼吸、睡前剧烈活动、对着风口睡、坐着睡，睡前生气、饱餐、饮茶和喝咖啡等。

保证充足的睡眠时间　一般正常的成年人每天所需的睡眠时间是 7~8 小时，不能太少也不能过多。所以要避免熬夜，尽量晚上 11 点之前入睡，早上 7 点之前起床，并坚持下去，养成良好的作息习惯。这样才能让紧张一天的颈椎得到放松，避免长期劳损导致颈肩痛。

尽量选择正确的睡眠姿势　睡眠过程中人处于无意识状态，很难保证姿势不变，因此这里所说的"选择正确的睡眠姿势"，是指清醒状态下保持右侧卧睡姿，不要趴着睡，也不要长时间仰着睡。因为趴着睡不利于心脏健康，也容易造成颈椎疲劳；仰着睡会阻碍呼吸道的顺畅，容易打鼾，且不利于保护脊柱的自然弧度。

挑选一张合适的床　床的硬度要适中，不宜过硬或过软。因为只有软硬适中的床才利于维持脊柱正常的生理弯曲，使肌肉不易产生疲劳。过硬的床容易增加肌肉压力，引起肩颈、腰背酸痛；过软的床则容易增加脊柱周围韧带和关节的负荷，造成肌肉被动紧张，久而久之引发颈肩、腰背痛。另外，床的面积要尽量大一些，便于睡眠时可以自由翻身，利于气血流通、舒展筋骨。同时，床的高度以略高于就寝者的膝盖为宜，一般为 0.4~0.5 米。

适当午睡　每天中午休息 20~30 分钟，可以起到调养身心、驱赶疲倦的作用。不过需要注意的是，午休时间不宜过长，否则容易扰乱正常的生物钟，进而影响晚间休息。

好习惯三　养成良好的护颈、护肩小习惯

注意肩颈保暖　由于肌肉也会热胀冷缩，所以为了养护肩颈，一定要注意肩颈保暖，如冬天出门戴围巾，夏天不要对着空调直吹等。

尽可能保持正确的姿势　站立时背要挺直，收缩腹部和臀部，抬头挺胸；走路时不要弯腰驼背。

久坐者每隔 1 小时要休息一会　无论学习还是工作，只要是久坐者，最好每隔 1 小时就休息一会，如站起来舒展一下颈部、肩部和手腕，将头部缓缓抬起仰望天空 15 秒等。

养成良好的运动习惯　例如，每天抽出 30 分钟做运动，散步、慢跑等比较柔和的运动都可以，这样既可以活动全身肌肉、促进气血流通，又可以避免因过度运动带来的肌肉酸痛、劳损。

小贴士

1. 平时洗脸、刷牙、饮水、工作时要避免颈部过伸过屈活动，以免时间久了影响颈椎正常曲度，尤其是已经患有脊髓型颈椎病的患者更需要注意。

2. 在患病期间应停止做某些过度活动肩颈的动作，如擦高处的玻璃等。

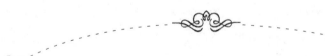

让组织恢复，是治疗颈椎挫伤的关键

软组织挫伤系指人体运动系统皮肤以下骨骼之外的肌肉、韧带、筋膜、肌腱、滑膜、脂肪、关节囊等组织以及周围神经、血管的不同情况的损伤。这些组织受到外来或内在的不同致伤因素的作用，造成组织破坏、生理功能紊乱，进而产生损伤。颈椎挫伤是其中比较常见而危险的一种。

颈部软组织出现挫伤，如摔伤、殴打、擦伤、运动损伤，致使颈部出现疼痛、肿胀、出血等情况时，要及时入院就医，以确定没有造成更大、更危险的损伤后再进行对症治疗。一般来说，除医院给出的治疗方法之外，自己还可以采取以下步骤，让软组织尽快恢复健康。

第一步　冷敷

冷敷病变部位，主要目的是促进局部血管收缩，控制小血管出血，减轻张力较大肿块的疼痛，达到消肿止痛的功效，对促进颈部软组织挫伤恢复有积极作用。因此颈部软组织挫伤后，可以用毛巾包裹冰袋，敷在病变部位，但时间不能持续过久，每敷 20～30 分钟休息一下再继续敷。另外，在冷敷过程中，还要经常观察冷敷部位的皮肤变化，每 10 分钟一次，如果发现皮肤苍白、青紫，有麻木感等，表示静脉血淤积，应立即停止冷敷，否则会造成冻伤。

第二步　制动

所谓制动，就是颈部软组织挫伤后尽量不要活动。一般出现颈部软组织挫伤后，如果情况比较严重，医院会采用材料或器械固定，固定时间为3~9周。具体时间医院会根据患者的年龄、具体症状等进行相应的调整。除了医院的处理之外，自己在日常生活中也要注意，损伤期间尽量休息、少活动颈部，以免伤上加伤。

第三步　活动

颈部软组织挫伤恢复后半期，即疼痛、肿胀等明显消失之后，可以进行简单的颈部活动，这样可以避免长期不活动导致的肌肉粘连、僵硬等情况。注意这里所说的活动，不是过量的屈伸活动，而是简单、柔和的颈部运动，如缩头、耸肩、举臂转身、颈部弯曲运动等。

缩头运动　缩头动作要避免头部向后仰时抬高下巴，而是要像乌龟缩起脖子一样把下巴向内收缩，直到颈部后面有拉直的感觉，维持10秒；然后向前伸长颈部，维持15秒。重复此动作5次，可以增加颈部的动作范围，改善因为长时间没有活动导致的颈部僵硬。

耸肩运动　耸肩运动要避免直接提拉肩部，而是应坐在椅子或床上，背部挺直，让头部、颈部与其他脊柱对正；手臂放在身体两侧，手肘弯曲，手心朝上并握拳；肩部向下、向前拉伸，并尽可能地提高。重复此动作5次，便可改善颈部活动范围，放松僵硬的颈、肩、胸与上背部肌肉。

举臂转身运动　先举右臂，手掌向下，抬头目视手心，慢慢吸气，同时身体向左后侧转，停留片刻，然后慢慢呼气，同时身体向右后侧转。在转身时，要注意以脚跟为轴转动45°，身体重心向前倾，整个动作要缓慢、协调。转动颈、腰部时，要尽量转到不能转为止，停留片刻，回到自然式后，再换左臂。而换左臂时，放下的手要沿耳根慢慢下压，换好手臂后做同样动作，反复做 2 次。操作时可以依靠肩、臂及上半身的力量带动颈部运动，既可降低颈部再次受损的概率，还能达到锻炼、帮助恢复的效果，一举两得。

颈部弯曲运动 颈部弯曲运动分为两步，第一步是比较简单的"十字型"弯曲，即头部依次向前弯—复位—向左弯—复位—向后弯—复位—向右弯—复位。第二步是"米字型"弯曲，即头部依次左前弯—复位—左后弯—复位—右后弯—复位—右前弯—复位。重复 2 次即可。这样的颈部弯曲运动减小了做四面环绕的颈部动作时的运动幅度，既降低了颈椎扭伤的概率，又不会影响康复效果。

 小贴士

1. 软组织受损后 7~10 天是水肿高峰期，此期间只能冷敷不能热敷。

2. 软组织损伤初期、恢复期不宜进行推拿、按摩、理疗等，否则容易增加软组织部分水肿、疼痛。

3. 软组织受损恢复期，包括康复后的坚持锻炼，都要以动作缓慢为宜。因为颈部肌肉活性很低，如果转动过急，力度过大，不仅达不到调理的效果，还容易拉伤肌肉或韧带。所以锻炼以在自己能承受的范围内，以动作缓慢，运动后颈部舒适为宜。

4. 长期伏案工作、疏于锻炼的人，颈部软组织挫伤治好后，也要注意坚持日常锻炼，只有如此才能真正增强肌肉力量，降低再次出现颈部软组织挫伤的概率。

颈部扳法，释放颈椎压力疗效好

扳法是推拿手法名，通过扳动肢体，达到舒展筋脉、滑利关节、松解粘连、帮助复位等目的。扳法常用于四肢及颈腰部，有时也用于颈部，但是由于颈部独特的生理解剖特点，使用时要慎之又慎，建议找专业人员，动作以稳、准、巧为主，切忌不专业人员强拉硬扳，造成不必要的后果。

方法一 颈部旋扳法

受术者取坐位，施术者站于受术者后侧方，令受术者头稍向前屈，施术者一手置于受术者头侧后部，一手置于受术者对侧下颏部，将受术者头旋转至一侧最大角度后，双手同时用力扳动。

方法二 颈部旋转定位扳法

受术者取坐位，头略向前屈，将健侧之手置于头部（即头旋转方向对侧之手），施术者站于受术者侧后部，用一手拇指抵住偏歪的棘突（向左偏歪用右手，向右偏歪用左手），一手扶住对侧的下颏部，将头旋转至最大限度（棘突左偏头左旋，右偏则右旋），双手同时用力推扳。

方法三 仰卧颈部旋转扳法

受术者仰卧在治疗床上，双手放在身体两侧，施术者坐在治疗床头前的椅子上，面对受术者的头部，施术者的右手从受术者颈项下面穿过，按住受术者的左肩前部，以右前臂托住受术者的枕部，左手从受术者的颈前穿过，轻按受术者的右侧下颌部，使受术者的头部向左侧转，让受术者保持放松状态，施术者左手轻轻摇动受术者的头部，使受术者头部向左侧旋转到最大程度，让力量传到要调整的颈椎关节部位，然后施术者左手突然用"寸劲"向左旋转受术者的头部，即可达到左侧旋转复位。之后施术者左手按住受术者右肩前部，左前臂托起受术者枕部，右手按于受术者左侧下颌部位，按照左侧旋转复位方法，但方向相反，进行操作即可。

 小贴士

1. 由于颈椎的解剖特点，颈部扳法在使用时要非常谨慎，一定要去医院找专业的医生进行，不要随便找人自行操作，以免造成不必要的损伤。

2. 疑似或已经确诊为颈椎骨病变患者，不要尝试扳法。

3. 扳法操作过程中一般能听到"咔嗒"声，认为是手法成功的标志，但是在实际操作过程中即使没有出现这种声音，也不要勉强从事，以免用力过大、过度，导致颈椎关节损伤，造成不良后果。

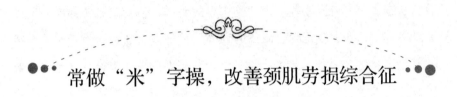

常做"米"字操，改善颈肌劳损综合征

颈肌劳损综合征是由于长期屈颈姿势而引起的一种常见病，通常将其归类为颈椎病，但是由于该病在肌肉而不在骨骼，比颈椎病症状轻，所以将其称为颈肌劳损综合征。

日常生活中，长时间伏案学习、工作，不爱好锻炼，夏天长时间待在空调房里，坐姿、睡姿不正确等，都会造成颈部血液循环减慢、新陈代谢降低，产生慢性炎症，从而引发颈肌劳损综合征。因此，如果自身出现颈部疲劳、酸痛、活动受限等症状，就要考虑颈肌劳损综合征的可能了。一旦伴随头晕、眼睛不适、视力减退等症状，说明情况已经比较严重，最好及时去医院进行检查治疗。

在众多改善颈肌劳损综合征的方法中，"米"字操是最适合我们的操作方法之一。因为它不仅动作简单，操作时间、地点灵活，适用人群广泛，而且对颈肌劳损综合征缓解作用良好，可谓省时又省力。因此，如果有颈肌劳损综合征的相关症状，可以常做"米"字操来缓解。

第一式　预备式

盘坐在垫子上，或者坐在椅子上，腰背挺直，尽量让颈部伸展，下颌略收，双臂放松下垂，肩膀向后微微张开。感觉整个身体充分拉伸，保持5秒钟，然后慢慢放松。注意不要闭眼，目视前方。

第二式　前屈式

自预备式，缓慢向前屈颈低头，双肩打开，肩膀有向后牵引的趋势，直至颈肩肌肉感到绷紧为止，保持 5 秒钟，然后缓慢放松回复原位。如果已经出现颈部不适的状况，那么不建议做"米"字操中的后仰动作，以免加重症状。

第三式　左侧式

自预备式，头部缓慢偏向左侧，感觉让左耳向左肩贴近，使右侧颈肩肌感到绷紧为止，同时右臂尽力向下伸，脊柱保持挺直，之后缓慢放松回复到预备式。

第四式　右侧式

自预备式，头部慢慢偏向右侧，让右耳与右肩靠近。与左侧式方向相反，动作一致。

第五式　左转式

自预备式，头部向左侧扭转，目光尽量看向身体后方，但是身体不能转动，保持 5 秒钟，最后回复原位。

第六式　右转式

自预备式，头部向右侧扭转，与左转式方向相反，动作一致。

以上六式所组成的"米"字操非常简单，平时经常开车、对着电脑、伏案工作的人可以每天晚上临睡前做一次，不仅能缓解颈部肌肉紧张，促进颈部血液循环，还能在一定程度上促进睡眠，一举数得。

小贴士

1. 颈椎间盘有退行性病变、脊髓型颈椎病、病情严重的椎动脉型颈椎病、高血压病患者以及颈部转动时疼痛明显的人，忌做"米"字操。

2. 老年人、身体虚弱的人做"米"字操时，动作要慢而柔和，以免因位置转动不当或动作较快、狠而引起颈部缺血，造成晕倒。

3. "米"字操可以改善颈肌劳损综合征带来的酸痛、僵硬等症状，并在一定程度上预防颈椎病，但是对于已经患有颈椎病者，"米"字操无法达到治疗的目的。

4. "米"字操简单易行，可以利用零碎时间安排运动，但是如果做操后头、颈、肩部没有轻快、舒适的感觉，建议调低运动幅度，以循序渐进的方式进行。如果调整运动幅度之后依然没有舒适感，建议去医院进行检查、治疗，看自己是否适合利用"米"字操来进行日常预防及康复锻炼。

5. 在运用"米"字操改善颈肌劳损综合征的同时，要注意做好日常防护工作。如防寒、防湿，以免寒气、湿气造成局部血管收缩，血流降低，有碍组织代谢、废物清除、皮肤蒸发汗液等；改正不良姿势，减少肌肉劳损；每日伏案工作 1～2 小时进行颈部活动，减轻肌肉紧张。

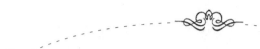

多样方法，有效治愈落枕疼痛

落枕是临床上最为常见的颈部损伤之一，以颈部一侧或两侧疼痛、僵硬，屈伸受限，转动困难为主要症状。有过落枕情况的人都知道，落枕不仅左右旋转颈部时疼痛加重，而且严重时可以放射至头部、上背部及上臂部，受累肌肉会出现轻微肿胀痉挛，触碰时有僵硬感等。一般来说，肌肉扭伤、感受风寒、颈部外伤、有肩颈病史是造成落枕的主要原因，具体内容如下。

肌肉扭伤　夜间睡眠姿势不良，头颈长时间处于过度偏转的位置；或因睡眠时枕头不合适（过高、过低或过硬），使头颈处于过伸或过屈状态，均可引起颈部一侧肌肉紧张，使颈椎小关节扭错，时间较长即可发生静力性损伤，使伤处肌筋坚硬不和，气血运行不畅，出现局部疼痛不适、动作明显受限等。

感受风寒　睡眠时受寒，使颈背部气血凝滞，筋络痹阻，以致僵硬疼痛、动作不利。

颈部外伤　某些颈部外伤也可导致肌肉保护性收缩以及关节扭挫，再逢睡眠时颈部姿势不良、气血壅滞、筋脉拘挛，也可导致落枕。

有肩颈病史　素有颈椎病、颈部劳损、肩部劳损等颈肩部筋伤，稍感风寒或睡姿不良，即可引发落枕，甚至可反复出现。

如果因为这些原因造成落枕，首先要去医院检查确定落枕的程度，若没有实质性问题则可以通过以下方法帮助恢复。

方法一　运动法

低头仰头　坐在椅子上，挺起胸部，头先向下低，以下颌骨挨着胸部为止，然后向上仰头，眼朝天上看。停3秒再低头，如此反复20次。

左右摆头　坐在椅子上，两臂自然下垂，头先向左摆，然后再向右摆，这样反复20次。

摇摆下颌　坐在椅子上，两臂自然下垂，胸部挺起，用力向左右摇摆下颌，连续20次。

伸缩颈部　坐在椅子上，胸部挺起，先将颈部尽量向上伸长，再将颈部尽量向下收缩，连续伸缩20次。

旋转颈部　坐在椅子上，身体不动，先向左旋转颈部90°，再向右旋转颈部90°，连做20次。

方法二　按摩法

按摩落枕穴　用拇指或食指指腹揉动按压100次，可以起到通经活络、祛风止痛的功效，对于缓解落枕效果良好。按摩落枕穴之后再活动颈部2~3分钟，效果加倍。

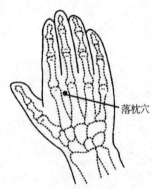

——落枕穴

图22　落沈穴

图注：落枕穴在手背，当第2、3掌骨之间，掌指关节后约0.5寸处。

按摩理筋法 按摩者立于落枕者身后，用一指轻按其颈部，找出最痛点，然后用拇指从该侧颈上方开始，直到肩背部为止，依次按摩，对最痛点用力按摩，直至落枕者有明显的酸胀感，如此反复按摩3遍，再以空心拳轻叩按摩过的部位，重复3遍。重复上述按摩与轻叩，可迅速使痉挛的颈肌松弛而止痛。

方法三　冷敷法

冷敷法适用于单纯性急性损伤型落枕者，在落枕初期，可以取冰袋或一块冰，用毛巾包起来，敷在疼痛部位15分钟，以此来缓解落枕初期的疼痛。

方法四　热敷法

热敷法适用于经常落枕或因为受凉导致落枕的人。除了用常规的热水袋、热毛巾热敷之外，还可以采用陈醋热敷法。取几块干净的棉布条放入盆中，倒入适量老陈醋浸泡，捞出拧至九成干，放在落枕疼痛处，再敷上50℃~60℃的热水袋，持续30分钟取下，慢慢活动颈部1分钟。用醋热敷，可以加强活血化瘀、散寒止痛的功效，对于缓解落枕酸痛，加速痊愈效果加倍。

方法五　巧用吹风机

吹风机的热风可以用来治疗受凉导致的落枕，这种方法非常简单，即在落枕疼痛的地方先按摩一下，然后将吹风机开到热风，对着疼痛部位吹到肩颈部位发热即可。此法可以祛风除寒，改善肩颈部的血液循环，缓解落枕带来的酸痛、僵硬等症状。

方法六　艾灸法

先找准风池、天柱、肩外俞、肩中俞4个穴位，然后采用艾条回旋灸法进行治疗即可。艾条距离皮肤 2 ~ 3 厘米，每穴每次施灸 15 ~ 30 分钟，以局部皮肤温热舒适为度，每日施灸 1 ~ 2 次。艾灸法可以祛风散寒、活血化瘀，促进颈部气血流通，对于防治落枕效果良好。

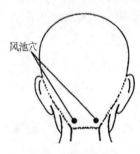
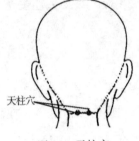
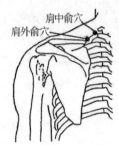

图 23　风池穴　　　图 24　天柱穴　　　图 25　肩外俞穴、肩中俞穴

图注：风池穴在颈后部，当枕骨之下，胸锁乳突肌上端与斜方肌上端之间的凹陷处。天柱穴在颈部，大筋（斜方肌）外缘之后发际凹陷中，约当后发际正中旁开 1.3 寸。肩外俞穴在背部，当第 1 胸椎棘突下，旁开 3 寸。肩中俞穴在背部，当第 7 颈椎棘突下，旁开 2 寸。

 小贴士

1. 按摩治疗前宜先进行热敷，以放松颈部肌肉，利于按摩复位。

2. 按摩时不能用暴力，以能承受为度，首次按摩不可要求颈椎活动功能达到正常，否则容易造成颈部损伤或症状加重。

3. 落枕期间睡眠宜采取仰卧或侧卧，枕头高低要适宜，以舒适为度。同时注意颈肩部保暖，避免受凉。

4. 暴力损伤或损伤症状严重者，要拍 X 光片或进行其他项目检查，以排除颈椎骨折、脱位或重要神经血管的损伤后方能进行按摩。

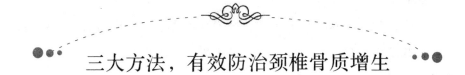

三大方法，有效防治颈椎骨质增生

颈椎骨质增生，是指颈椎间盘的退行性病变及骨质增生压迫颈部脊髓或神经根导致的疾患，又称为颈椎综合征，在中医学中属于"骨痹""慢性劳损"的范畴。

一般情况下，颈椎骨质增生与颈椎退行性改变、劳损与不良姿势、头颈部外伤、风寒湿因素等有关，所以防治颈椎骨质增生，可以通过改善这些原因，然后再通过以下方法进行具体的防治。

方法一 选对枕头

枕头高了、低了对颈椎骨质增生都不利。通常枕头的适宜高度为6～10厘米，具体尺寸还要根据每个人的生理特征，尤其是颈部生理弧度而定。枕头的高度应确保在仰卧和侧卧位时可以保持颈椎的正常生理曲度，即从正面观察颈椎为一条直线，从侧面观察颈椎有一个向前的生理弯曲。所以挑选防治颈椎骨质增生的枕头时，原则上以睡在枕头上不会使颈部扭曲为佳。

习惯仰睡的人，枕头高度应该以压缩后与自己的拳头高度，即握拳虎口向上的高度相等为宜。习惯侧睡的人，枕头高度应以压缩后与自己的一侧肩宽高度一致为宜。当然，无论仰睡、侧睡都能保持颈部正常生理弧度的枕头是最理想的。

在颈椎骨质增生发作期间，不要选择稻谷壳、糠皮枕头或者慢性回弹枕头，因为这些材料的弹性不稳定，容易造成颈部肌肉疲劳和损伤。建议颈椎骨质增生患者选择用热压缩海绵枕芯做成的枕头，此类枕头外形符合人体整体正常生理曲线，使得睡眠时无论仰卧、侧卧，颈椎部位和呼吸道都能恢复正常生理曲线。同时它的支撑力和软硬度因采用了高温下热压缩特制海绵而程度刚好，尤为适合颈椎骨质增生患者使用。

方法二　自我疗法

活动上肢　先前后摆动甩手，然后前后旋转，再做上举，先低后高，先轻后重，先慢后快，以不痛为度，每日早晚各 1 遍，每遍 30 ~ 50 次。本法可以放松颈部，防治颈椎骨质增生。

进行头、颈部活动　前后点头 10 次，顺时针转动 10 次，逆时针转动 10 次，左右各摆动 10 次，左右旋转各 10 次，然后用双手从头顶部由上而下慢慢按摩数次即可结束，每早 1 遍。活动时最好闭着眼睛，防止头晕。一般 3 个月左右可以见效。

方法三　调整饮食结构

颈椎骨质增生患者宜吃高蛋白、高热量、高营养、易消化且富含维生素、矿物质的食物。

牛奶　牛奶含有丰富的矿物质、活性钙等营养元素，易于人体消化吸收且物美价廉，对于颈椎骨质增生患者来说是不错的营养饮品。

菠菜　菠菜富含维生素 C、维生素 K、铁和钙等矿物质，有助于防治颈椎骨质增生。

苦瓜　苦瓜可以清热、解肌、通络，对颈椎骨质增生有缓解作用。

生菜　生菜性质甘凉，有镇痛、促进血液循环的功效，适用于颈椎骨质增生患者食用。

油菜心　油菜心有活血化瘀、解毒消肿等功效，适合颈椎骨质增生患者食用。

黑芝麻 黑芝麻有补肾的功效，适量服用可以起到强筋壮骨的功效，对于缓解颈椎骨质增生效果良好。

 小贴士

1. 常做颈部锻炼，可矫正不良姿势，缓解疼痛，预防颈椎骨质增生发生。锻炼最好在晨起和长时间低头工作后进行。

2. 防止颈部受风或着凉，尽量预防颈部外伤，消除颈部慢性劳损的诱因。

3. 如果出现颈部不适，应及时去医院检查，早发现早治疗，防止病情由轻度演变为重度，增加治疗难度。

4. 确诊为颈椎骨质增生后，很多人觉得补钙会诱发、加重骨质增生的程度，进而减少含钙饮食。其实，颈椎骨质增生与体内缺钙有一定关系，如果患病后不进行适当的补钙，反而有可能引发骨质疏松。所以除了通过饮食补充钙质之外，可以咨询医生，看是否有补充钙片的需要。需要注意的是，饮食补钙可以自己进行，而补充钙片、钙制剂等一定要经过医生的允许，不要自行购买服用。

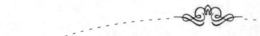

热水泡脚敲胆经，去湿气缓解颈肩部酸痛

有的人明明休息了一夜，早上起床后却依然有全身困重、非常疲惫的感觉，尤其是颈肩部，完全没有休息过来，还是酸痛不已。而这可能与体内有湿气有关。

中医学认为，湿气是"六淫邪气"——风、寒、暑、湿、燥、火中最难调理的一种。因为它最容易渗透且从不"孤军奋战"。体内有湿，遇寒就会变成寒湿，遇热就会变成湿热，遇风就会变成风湿，一旦防治不及时，往往容易导致慢性疾病，影响身体健康。湿气发展到一定程度，就会对颈肩部造成影响，使其出现酸困、疼痛、僵硬等症状。因此，要缓解颈肩部酸痛，除了常规的治疗方法，还可以参考以下方法通过除湿来缓解颈肩部酸痛。

方法一 热水泡脚

热水泡脚前面已经讲过，但是此处的热水泡脚跟它略有差别。虽然泡脚方法一样，但是想要达到除湿的功效，则需要稍微调整一下。

醋泡脚方 取米醋或老陈醋100克，加入泡脚水中泡脚，每周3次，每次15分钟。本法能祛除风湿，改善畏寒怕冷、颈肩酸痛等症状。

生姜泡脚方 取生姜30克，切片放入盆中，加热水浸泡，把双脚悬置泡脚盆上方，用蒸汽熏蒸，晾至温热后再泡脚15~20分钟即可。这样可以散寒祛湿，加速气血运行，对缓解颈肩酸痛也有一定的功效。

方法二　敲胆经

胆经是人体十二经络之一，其循行路线较长，起于眼外角，沿着额角部、耳后、颈侧、肩部、锁骨上窝、腋下、胸腹侧面、髋关节、下肢外侧中线、外踝前、足背等部位，止于足部第 4 趾外侧端。这里所说的"敲胆经"，主要敲打的是大腿部的胆经，最简单的选取方法即沿着裤子中间的那条线至膝盖侧面处。之所以不选择其他地方的胆经，是因为其他地方的胆经位置不好找，不好敲打或者无法承受敲打的力度等。

敲胆经可以在白天抽时间进行，两手握拳，从大腿根部沿着外侧的"裤中缝"位置，敲打至膝盖外侧处，左右各敲打 200 次，以有发热、酸痛感为宜。每周进行 3 次，感觉症状缓解时停止，之后每周敲打 1 次强身健体即可。这样做可以化瘀祛湿、加速血液循环，有助于提升免疫力。

方法三　食疗法

据研究表明，白扁豆、薏苡仁、红豆、山药、辣椒、绿豆芽、黄花菜、马齿苋、苦瓜、香菇、冬瓜等均有良好的健脾祛湿的效果，体内有湿气的人可以常吃这些祛湿的食物，具体可参考以下吃法。

红豆薏苡仁粥　薏苡仁 150 克，红豆 50 克，用水淘洗干净后放入锅中，加适量水武火煮沸，转文火煮 10 分钟，关火焖 30 分钟，之后再武火煮沸，转文火煮至粥成即可。体内有湿气的人常吃可以起到利水、消肿、健脾胃等功效，对于从根本上缓解湿气导致的颈肩酸痛效果良好。

清炒苦瓜　苦瓜 2 根，洗净后切片，加盐稍腌出水后用水洗净，放入沸水锅中焯 1 分钟，捞出用凉水冲洗干净。另起锅，倒入少量油烧热，放入蒜瓣爆香，加入苦瓜武火快炒，约 5 分钟后，加少许盐搅拌均匀，关火装盘即可。据研究表明，苦瓜中含有奎宁，具有清热解毒、祛湿止痒等功效，平时佐餐食用除湿效果良好。

冬瓜海带汤 冬瓜、海带各 100 克，冬瓜洗净切块，海带泡发切片。锅中倒入适量水，放入海带武火煮沸，撇去浮沫，加冬瓜，滴几滴白醋，再次煮沸后转文火，盖锅盖焖 10 分钟，撒蒜苗段（或用葱花代替），加盐，滴入芝麻油搅拌均匀即可。此汤有软坚散结、清热祛湿等功效，平时可以佐餐常食。

 小贴士

1. 泡脚时要注意：太饱、太饿时不宜泡脚，否则容易出现头晕不适的情况；心脏疾病、心功能不全、低血压、经常头晕、糖尿病患者不宜用太热的水泡脚，以温热为宜，否则容易增加发病风险；泡脚时间不宜过久，以 20 分钟左右，身体微微出汗为佳，如果出汗过多，容易引发心慌等症状。

2. 敲胆经的注意事项：怀孕、月经期间的女性，患血小板不足的人，曾经做过器官移植的人，脸上容易长痘的人以及吃饭后 30 分钟内，晚上 11 点之后等均不宜敲胆经。

3. 睡眠不足、运动量少、饮食油腻或口味偏重、过量饮酒、贪凉等是造成体内湿气过重的主要原因，若能改掉这些不良习惯，则能在一定程度上避免体内湿气过重的问题。

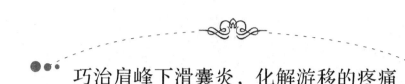

巧治肩峰下滑囊炎，化解游移的疼痛

肩峰下滑囊又称三角肌下滑囊，是全身最大的滑囊之一，位于肩峰、喙肩韧带和三角肌深面筋膜的下方，肩袖和肱骨大结节的上方。肩峰下滑囊炎是因肩部的急慢性损伤，炎症刺激肩峰下滑囊，从而引起肩部疼痛和活动受限为主要症状的一种疾病。

一般来说，疼痛、活动受限和局限性压痛是肩峰下滑囊炎的主要症状，随着病情进展，疼痛会逐渐加重，夜间、运动时疼痛尤其明显。除此之外，还可引起肩关节、肩峰下、大结节等处有压痛点，而且随着肱骨的旋转压痛点会游移，出现游移痛。

肩峰下滑囊炎要及早治疗，否则随着滑囊壁的增厚和粘连，肩关节的活动范围会逐渐减小以致完全消失，甚至会出现肩胛带肌肉萎缩，影响日常生活。

方法一　穴位按摩法

按摩肩井穴，即用拇指点法或按法点按肩井穴1分钟，力度由轻到重，每天坚持即可起到祛风清热、活络消肿的功效，对于肩峰下滑囊炎有一定的缓解作用。此外，还可以用同样的方法按摩肩髃穴、肩贞穴、臂臑穴、曲池穴，联合按摩效果更佳。因为这些穴位均具有疏通经络、活血化瘀、滑利关节的功效。

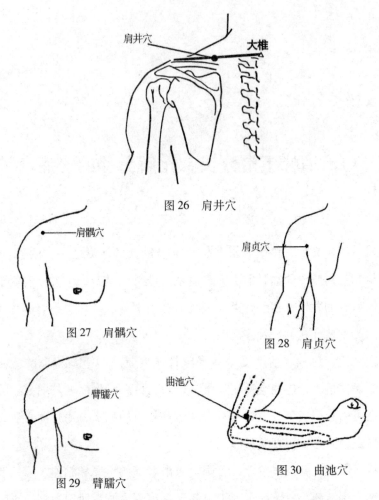

图 26　肩井穴

图 27　肩髃穴

图 28　肩贞穴

图 29　臂臑穴

图 30　曲池穴

　　图注：肩井穴位于大椎与锁骨肩峰端连线的中点。肩髃穴在肩峰前下方，当肩峰与肱骨大结节之间的凹陷处。肩贞穴在肩关节后下方，肩臂内收时，腋后纹头上1寸。臂臑穴位于臂外侧，三角肌止点处，当曲池与肩髃连线上，曲池穴上7寸。曲池穴位于尺泽与肱骨外上髁连线的中点处。

方法二　调整饮食

　　肩峰下滑囊炎患者应增进营养，多食用富含蛋白质的食物（如鱼类、鸡蛋、豆制品等），适当增加钙质，多食用新鲜的蔬菜、水果，忌食刺激性食物（如辣椒、芥末、桂皮、花椒等），多饮水，适当饮用牛奶，忌饮酒、吸烟等。

除了以上方法之外，肩峰下滑囊炎恢复后期还可以采用扒墙法进行日常调理。即面对墙壁，上举患肢，患手沿着墙壁缓缓向上扒动，尽量扒到上肢能承受的最大高度，然后放下，反复进行 10 余次即可。这样可以活动患肢的肌肉，促进血液循环，解除僵硬、疼痛等症状。

 小贴士

1. 急性期宜休息，外展位制动，后期可以逐渐加强肩关节的自主活动锻炼，预防肩关节粘连，恢复肩关节的正常活动功能。

2. 注意肩部保暖，防止受风受凉。

3. 按摩、运动都要循序渐进，切忌动作过激。

摆脱冈上肌肌腱炎，使手臂轻松外展

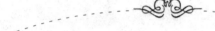

冈上肌位于肩胛骨上方，肌肉收缩时可以使肩臂外展，是肩部肌肉中最易受损的肌肉，所以非常容易引发冈上肌肌腱炎。冈上肌肌腱炎又称冈上肌综合征、外展综合征，是指劳损和轻微外伤或受寒后逐渐引起的肌腱退行性改变，属无菌性炎症，以疼痛、功能障碍为主要临床表现的疾患。好发于中青年及以上体力劳动者、家庭主妇、运动员。一旦出现相关症状，最好去医院进行检查治疗，在恢复期间，再通过以下按摩方法进行调理，可以起到辅助治疗效果，加速痊愈。

方法一　自我按摩法

患肢肩膀放松，以健肢手部大鱼际着力，自颈部侧方按揉至肩部，反复进行 5～10 次。之后用健肢掌擦颈侧至肩部 50～100 次，以感到温热向下渗透为度。坚持一段时间，可以起到活血化瘀的功效，能有效缓解冈上肌肌腱炎导致的疼痛、肌肉僵硬等。

方法二　穴位按摩法

取肩井、肩髃、曲池、合谷穴，每个穴位用拇指指腹点按 100～200 次，以有酸胀感为度。经常按摩这 4 个穴位，可以起到活血化瘀、活络消肿、镇静止痛等功效，有效促进冈上肌肌腱炎痊愈。

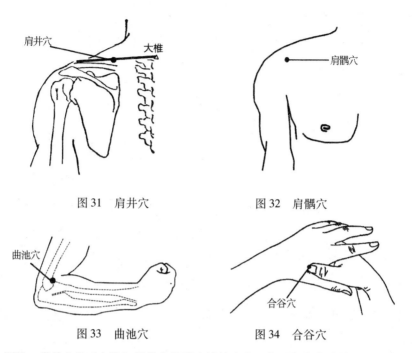

图31　肩井穴　　　　　　　　　图32　肩髃穴

图33　曲池穴　　　　　　　　　图34　合谷穴

图注：肩井穴位于大椎与锁骨肩峰端连线的中点。肩髃穴在肩峰前下方，当肩峰与肱骨大结节之间的凹陷处。曲池穴位于尺泽与肱骨外上髁连线的中点处。合谷穴在手背，第1、2掌骨间，当第2掌骨桡侧中点处。

方法三　专业按摩法

专业按摩法是找专业的人士进行按摩，一般分为3步，即揉法、弹拨法、拿擦法。

揉法　患者取坐位，患肩自然下垂并稍内收，医者站在患者患侧用揉法放松肩部冈上肌，以舒通血脉、活血化瘀。或取患者俯卧位，医者站在患者患侧通过按压、揉放松肩背部冈上肌。

弹拨法　患者取坐位，医者用手稍外展患者肩关节，一手托住肘上部，一手在冈上肌处用大拇指弹拨手法以舒筋通络，剥离粘连。或取患者俯卧位，患者两上肢放松背后，医者用手弹拨冈上肌。

拿擦法　医者站立在患者身后，两手提拿放松冈上肌，再用擦法放松冈上肌，以透热为度。

以上 3 步一共操作 15～20 分钟，每周进行 2～3 次，可以有效缓解颈肩酸痛，防治冈上肌肌腱炎。

 小贴士

1. 急性期肩部剧烈疼痛，此时要尽量休息，避免活动肩部。

2. 日常生活中要注意防寒保暖，肩部活动过度时要注意保健、休息。

3. 冈上肌肌腱炎患病期间，可以遵医嘱用药，以达到快速消炎、止痛的目的。一般常用药为吲哚美辛，每次 25 毫克，每日 3～4 次；吡罗昔康、阿司匹林肠溶片等，具体用药、用量根据具体情况，医生会给出相应的用药及指导。在此基础上，要制定长程治疗计划，包括肌力训练、肌肉再锻炼等。

4. 运动时要戴护腕、护膝等弹性护套，既可以保护骨骼、肌肉等，又起到一定的保暖作用，对于预防冈上肌肌腱炎有帮助。

5. 为了防治冈上肌肌腱炎，要注意工作姿势，尤其是使用计算机的姿势。比如打字时，手肘应维持在 90°，肩部自然放松下垂，靠在扶手上；手腕应靠在手腕休息板或其他支撑物上，以避免肩部酸痛，时间久了引发冈上肌肌腱炎。鼠标尽量放在与键盘同一高度上，并尽量靠近身体；移动鼠标时，最好利用上臂肌肉，移动前臂来带动鼠标，而不是只用肩部或手腕力量。除此之外，每工作 1～2 小时应休息 5～10 分钟，活动肩颈、手腕等，以免长期保持同一姿势造成肌肉劳损，引发冈上肌肌腱炎。

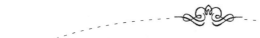

修复小圆肌损伤，手臂外旋不再是难事

肩部酸痛，尤其是久坐办公之后疼痛更明显，严重者伤侧不能卧位，偶尔有手指麻凉感，检查时在肩胛骨外缘可触及该肌纤维隆起、变硬，压痛明显，滑动按压时可向前臂足侧扩散等，一般可以考虑小圆肌损伤的可能。

小圆肌位于冈下肌下方，起始于肩胛骨的腋窝缘上 2/3 的背面，经肩关节后部，抵止于肱骨大结节下部。该肌受腋神经支配，作用是与冈下肌协同使上臂外旋。常由投掷、抛物或受风、受凉等引起损伤，一旦损伤后，会对手臂外旋功能造成影响，因此除了及时去医院进行检查治疗之外，还可以在日常生活中通过按摩进行辅助治疗。

方法一 穴位调理法

患者取坐位，施术者用拇指指腹按压肩井、肩髃、缺盆、天宗、肩贞、肩髎穴及肩部疼痛点各 1 分钟，可以起到散风舒筋、镇静止痛、祛湿逐瘀等功效，有效缓解小圆肌损伤导致的疼痛、僵硬。

除此之外，可以用艾条悬起灸法，在以上穴位中每次取 2~3 个，每穴每次艾灸 10~15 分钟，以皮肤发红、透热但无灼痛感为度。按摩或艾灸之后，可以避开患侧卧床休息 15~30 分钟，以增强效果。

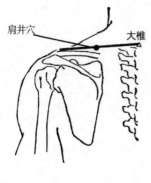

图 35　肩井穴

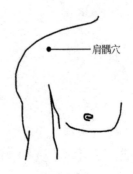

图 36　肩髃穴

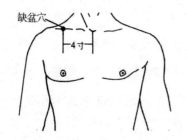

图 37　缺盆穴

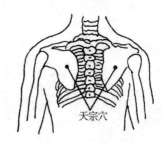

图 38　天宗穴

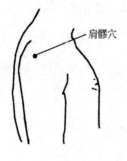

图 39　肩髎穴

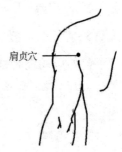

图 40　肩贞穴

图注：肩井穴位于位于大椎与锁骨肩峰端连线的中点。肩髃穴在肩峰前下方，当肩峰与肱骨大结节之间的凹陷处。缺盆穴位于人体的锁骨上窝中央，距前正中线 4 寸。天宗穴位于肩胛区，肩胛冈中点与肩胛骨下角连线上 1/3 与下 2/3 交点凹陷中，在冈下窝中央冈下肌中。肩髎穴在肩部，肩髃后方，当臂外展时，于肩峰后下方呈现凹陷处。肩贞穴在肩关节后下方，臂内收时，腋后纹头上 1 寸。

方法二　外展抚摩滚揉法

患者取坐位，施术者立于患者伤侧，一手托着患者肘部将上臂外展，用另一只手的大鱼际部位推或抚摩肩关节后方及肩胛骨的腋窝缘 2 分钟。之后用一手掌指关节或小鱼际在上述部位施滚揉手法 5 分钟，同时活动患者肩关节，可以达到舒筋通络的目的。

方法三　弹拨理筋顿拉法

患者取坐位，施术者一手握住患肢肘部将上臂外展、内收，同时用另一只手的拇指弹拨该肌肉数十次，并顺该肌肉纤维方向施理筋手法 2 分钟。之后用双手拇指重叠按压该肌腱附着处，帮助活动放松，然后施术者位于患者健侧，一手固定健侧肩部，另一只手握住患肢腕部，先活动肩关节数次，趁其不备，迅速向健侧前方顿拉一次。这样可以有效疏通经络，缓解小圆肌损伤导致的疼痛、活动僵硬等症状。

 小贴士

1. 按摩后配合局部热敷，可以起到更好的缓解效果。

2. 疼痛显著时，按摩后要注意肩部制动，即控制肩部活动量，尽量不活动，待疼痛缓解后再配合适当的功能锻炼，从轻、缓到常规锻炼。

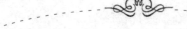

肩部肌肉劳损，多样方法来帮忙

肩关节相对身体其他关节来说是一个活动量比较大、动作频率比较高的关节，因而非常容易发生肌肉劳损。肌肉劳损是一种慢性的反复积累微细损伤，表现为肌肉无力、劳累、酸痛、局部压痛、活动范围受限、劳动能力下降，长期发展下去会出现持续性疼痛、酸胀、肌肉硬结、功能障碍等，可以分为急、慢性两类。急性肩部劳损要及时入院检查、治疗；慢性肩部劳损最好也去医院检查、治疗，同时可以采用以下方法进行辅助治疗，效果会更好。

方法一　肩部按摩法

首先，患者端坐在椅子上，施术者站在患者背后20厘米处左右，对患者左右肩背部进行放松。先用右手掌根部（与大小鱼际配合）对患者的右肩背部进行逆时针揉动，力量要柔和而有力，均匀而全面。揉动范围为肩部至肩胛骨下沿，持续揉动3分钟，再用同样的方法放松左侧，以达到畅通气血的目的。

其次，揉动完毕进行拍击，施术者手指内扣为空掌，抖动腕部，对患者肩部进行拍击。拍击力量要轻，不可用力过猛。

再次，施术者两手掌张开，捏揉患者肩部斜方肌，力道要轻柔、有渗透力，持续1分钟。

然后，施术者两手掌张开，大拇指推揉患者脊柱两侧，另外四指前扣作为固定，重点推揉患者感觉酸胀的部位，注意动作不宜过快，力量要渗透入内，持续3分钟。

最后，做放松动作。施术者用大拇指按揉患者颈椎两侧各3次，力量要轻柔有渗透力，对有酸痛的部位重点按摩；施术者双手握住患者一只手前臂顺时针、逆时针各活动3次，另一只手重复同样的动作；让患者站起来自行转动脖子，顺时针、逆时针各3次即可。

以上按摩方法可以起到放松肌肉、解除痉挛、消炎镇痛等功效，对于缓解肩部肌肉劳损效果良好，而且极具日常保健作用，有时间可以隔三岔五做一次。

方法二 热敷法

热敷法采用常规热敷法，如热水袋、热毛巾外敷肩部不适部位即可。如果肩部肌肉劳损比较严重，可以找医生开具外敷药方使用。以下药方热敷法，适用于肩部肌肉劳损、风湿性关节炎、骨质增生、腰椎间盘突出症等病症，但是由于每个人的情况不同，所以仅供参考，建议找专业的医生开具药方使用，不可自己随意用药。

选材：鸡血藤、刘寄奴、姜黄、伸筋草、透骨草、木瓜各30克，川芎、秦艽、桂枝、防风、羌活、独活各15克，制川乌、制草乌各10克，细辛5克。

做法：将以上中药放入锅中干炒，炒热后加醋250克，继续炒至醋完全被中药吸收为止。之后把炒好的药材分别放入两个纱布袋中备用。

用法：每次使用前将药袋上锅隔水蒸15分钟，然后用干毛巾包裹热敷袋，使其不烫皮肤，将两个热敷袋分别放在因肩部劳损而酸痛的部位。当热敷袋慢慢冷却时，可以逐层去掉包裹的毛巾，一般每天热敷40分钟左右即可。热敷袋可以反复使用半个月左右。

功效：热敷袋治疗简便易行，能起到缓解关节疼痛、保健等作用，对于防治肩部肌肉劳损有不错的疗效。

注意事项：中药热敷袋使用完后要放在通风干燥处，以防止中药发霉；要想达到理想的效果一定要坚持，开始时每天敷 1 次，症状减轻后每周热敷 2 次，直至症状消失，之后采用常规热敷方法缓解肌肉僵硬、不适即可，不必再用中药材热敷。

方法三　日常锻炼小方法

肩部放松操　挺胸站立，双足平行同肩宽，肩部尽可能向上方耸起，一耸一落，20 次为一组；或两肩胛骨尽量向脊柱中间靠拢停住一会儿，再放松，20 次为一组，可做 2～3 组。可作为日常放松肩部、加强肩部肌肉力量的好方法。

甩手锻炼　身体站直，集中精神，眼睛向前看，膝盖微微弯曲，双足距离与肩同宽站立。整个脚底贴平地面站立，脚趾抓紧地面，如太极拳的马步一样。两臂放松慢慢上举至与肩同高。由上向下、由前向后用气力平甩，甩手时意念着于手掌，手臂放松。向后甩的手臂高度，尽可能高，但要以自己耐受为宜，无须过于勉强。每天抽时间甩手锻炼 10 分钟，即可起到放松颈、肩、背部的作用，对于防治肩部肌肉劳损效果良好。

方法四　日常饮食辅助法

肩部肌肉劳损者应选择清淡可口、增强食欲的饭菜，可以增加富含维生素的新鲜蔬菜、水果的摄入量，如多吃萝卜、豆芽、洋葱、紫菜、海带、木耳、番茄、黄瓜、草莓、香蕉、柑橘等；适当增加富含组氨酸、精氨酸、核酸和胶原蛋白的食物，如土豆、豆类制品、牛肉、鸡肉、鱼、虾、蛋、动物血等；少吃或不吃含有酪氨酸、苯丙氨醛、色氨酸的食物或饮品，如花生、小米、干酪、奶糖、巧克力、牛奶、羊奶等；少吃高脂肪和高胆固醇食物，如肥肉、蛋黄等；少饮酒和咖啡、茶等。通过以上日常饮食的调整，有利于全面提升身体抵抗力，为肌肉健康提供营养，并降低肌肉劳损进一步发展的程度，减少并发肩关节炎的可能。

 小贴士

1. 尽量不要穿露肩装，避免露肩睡觉。无论在任何季节，都要保护肩部免于受凉。

2. 减轻背包的重量。当背包太沉重时，肩部的肌肉会一直处在紧张状态，容易引起肌肉痉挛。

3. 减少单肩背包。单肩背包会让人不自觉地抬高肩膀以稳住包带，长期如此会使肩部肌肉长期处于收缩状态，引起肩背酸痛。

4. 不要长时间保持同一姿势。长时间保持某一姿势容易使肩部肌肉过度痉挛，并影响到颈、背部的肌肉，从而诱发肩颈酸痛，甚至肩部肌肉劳损、肩周炎等。

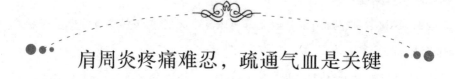

肩周炎疼痛难忍，疏通气血是关键

肩周炎是肩关节周围炎的简称，是肩部肌腱、筋膜、滑液囊、肌肉等软组织的一种慢性退行性病变，多发生于 50 岁左右的人，所以又叫"五十肩"，不过随着人们工作习惯的改变，肩周炎的患病年龄也有年轻化的趋势，所以即使年轻，也要注意肩部养护。

现代研究表明，肩周炎主要是由于体质虚弱、外伤、受寒、慢性劳损、代谢障碍、内分泌紊乱或缺乏运动，引起肩关节及肩关节周围软组织的无菌性炎症，使韧带和关节囊粘连；也可由于颈椎病或颈椎间盘突出症引起颈脊神经根性放射痛，而导致肩痛或肩肌痉挛，从而发生活动受限和肩关节粘连。

患肩周炎之后，会出现肩关节疼痛，起初为轻度肩痛，后来逐渐加重，严重者稍微一触碰即疼痛难忍，夜间尤其严重，常常会痛醒，遇暖疼痛缓解，受寒疼痛加重。此时如果肩周炎得不到缓解，会导致功能障碍，肩部活动受限，尤其是外展、外旋和后伸受限，并对梳头、穿衣、扣纽扣、刷牙等造成一定的不便。所以一旦有肩部疼痛，并确诊为肩周炎，一定要及时治疗，避免其越来越严重，影响到日常生活和工作。

方法一　自我按摩法

首先，用健侧的拇指或手掌自上而下按揉患侧肩关节的前部及外侧 5 分钟，然后在局部痛点处用拇指点按片刻。其次，用健侧拇指及其余手指联合揉捏患侧上肢的上臂肌肉，由下至上揉捏至肩部 5 分钟。对于肩后部按摩不到的部位，可用拍打法进行治疗。自我按摩可每日进行 1 次，坚持 1 个月。

方法二　穴位按摩法

对于缓解肩周炎比较有效果的穴位包括阿是穴（局部疼痛点）、后溪穴、落枕穴、悬钟穴、肩井穴、肩髃穴、肩贞穴。找准穴位，将拇指或食指的指腹按在穴位上，用手指做顺时针或逆时针揉动按压。每个穴位按揉 100 次，手指要有一定力度。按摩一段时间，可以起到疏通肩部经络、镇静止痛等功效，对于防治肩周炎以及肩周炎导致的疼痛、粘连等症状效果良好。

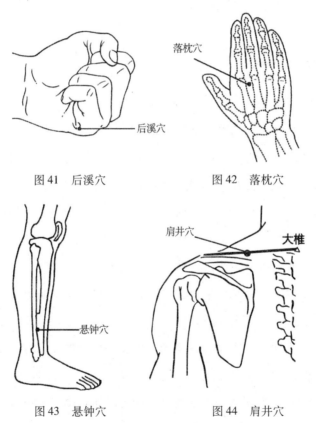

图 41　后溪穴　　　　　图 42　落枕穴

图 43　悬钟穴　　　　　图 44　肩井穴

图注：后溪穴位于微握拳，第 5 指掌关节后尺侧的近侧掌横纹头赤白肉际处。落枕穴在手背，当第 2、3 掌骨之间，掌指关节后约 0.5 寸处。悬钟穴在小腿外侧，外踝尖上 3 寸，腓骨前缘。肩井穴位于大椎与锁骨肩峰端连线的中点。

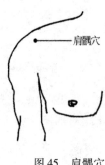

图 45　肩髃穴

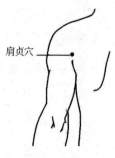

图 46　肩贞穴

图注：肩髃穴在肩峰前下方，当肩峰与肱骨大结节之间的凹陷处。肩贞穴在肩关节后下方，臂内收时，腋后纹头上 1 寸。

方法三　食疗、偏方

桑枝鸡汤　老桑枝 60 克，切成小段，放入锅中，加入处理干净的老母鸡 1 只，加适量水武火煮沸，撇去浮沫，转文火煮至鸡肉熟烂、汤汁浓稠，去老桑枝，加盐调味即可。此汤具有祛风湿、通经络、补气血等功效，适用于肩周炎慢性期，尤其是体虚风湿阻络者食用。

薏苡仁酒　薏苡仁 500 克，碾成碎末，放入白酒瓶中，加白酒 500 毫升，密封，每天摇晃酒瓶 1 次，让薏苡仁在酒中浸泡更充分。15 天后，每日适量饮用 1 小杯即可。薏苡仁性凉，有祛风渗湿的功效，常用于治疗肌肉酸痛、关节疼痛、筋脉拘挛、屈伸不利等症状，对于防治关节炎有一定的疗效，与白酒搭配效果更好。

葱姜泥外敷法　老生姜、葱头各 250 克，捣烂如泥，放入锅中，用文火炒热，加高度白酒少量炒至汁水收尽，晾至温热（以自己能耐受的温度为宜）敷在肩周炎疼痛处，用干毛巾或纱布包住，第二天早晨取下，之后继续用白酒炒热，按照同样方法外敷患处即可。一剂药可以重复使用 3～4 次，根据恢复情况考虑是否继续使用。

方法四　日常锻炼小方法

扒墙法　面对墙壁，使胸部、腹部尽可能贴近墙壁，将健康的手臂举起贴于墙上，在手能够到的最高处画一条横线，然后双脚不动，双腿伸直，双手上举贴于墙壁，双手十指向上扒，目标是扒到墙上划的白线，开始时会很困难也很疼，坚持一段时间后会慢慢好转。因为在墙壁与身体相互靠近的条件下，迫使患侧上肢上举，有运动肩关节、松解粘连的效果。

两手抱头法　两足站立与肩同宽，两手紧抱后脑；两肘拉开，与身体平行；两肘收拢，似挟头部，如此重复进行 15 ~ 30 次即可。此方法与扒墙法功效一致。

旋摩肩周法　取坐位，以右手手掌贴于左肩，旋摩肩周 50 ~ 100 次，使之产生温热感，换另一边继续进行。坚持一段时间，可以起到促进气血循环、松解肌肉粘连等作用，对防治肩周炎效果良好。

模拟摇扇法　摇扇子是一种需要手指、腕部和局部关节肌肉协调配合的上肢肌肉，模拟摇扇子的做法可以对上肢关节、肌肉进行锻炼，促进上肢血液循环，增强肌肉力量和各关节协调配合的灵活性，在一定程度上防治肩周炎。

 小贴士

1. 治疗前需明确诊断，排除肩关节骨折、脱臼、肿瘤、结核等病症。如果是这些病症导致的肩痛，应治疗原发病，而不是治疗肩周炎。

2. 肩周炎急性期肩痛剧烈，此时无论按摩还是运动，都要轻柔，避免剧烈牵拉、活动肩关节。

3. 如果患有肩周炎时合并有骨质疏松、糖尿病、类风湿性关节炎等，按摩、运动都要谨慎，以免发生肱骨、颈骨骨折。

4. 肩部应注意防寒保暖，避免外伤。

要点须知：颈椎病多样，不是每个人都适合按摩

日常生活中，很多人一遇到颈肩酸痛，首先想到的就是去做按摩。其实，并不是所有的颈肩酸痛或者颈椎病都适合按摩。

颈椎病一般有颈型、神经根型、椎动脉型、交感型、脊髓型五种常见类型。

颈型颈椎病是颈椎病中比较常见的一种类型，临床上以头、颈、肩部疼痛、僵硬、沉重、无力，颈部关节活动不利等为主要症状，在颈肩部位可以找到相应的压痛点。这种类型的颈椎病可以进行按摩，如轻轻拍击、反复揉捏、经常搓擦等。因为这些简单的按摩方法也具备疏通经络、行气活血等功效，对于防治颈型颈椎病有良好的作用。

神经根型颈椎病相较于颈型颈椎病来说症状更严重一些，临床上以颈肩部酸痛、颈部关节不利为主要症状，同时还可能伴随手臂和手指麻木、感觉减退、握力减弱、肌肉萎缩等神经压迫症状。严重者甚至会出现因为疼痛而无法侧卧、入睡等情况。此种类型的颈椎病可以通过反复揉捏、轻轻拍击、旋转颈部、按摩手三里穴等按摩方法来缓解。但需要注意的是，急性发作期间千万不可对颈部进行直接按摩，否则容易加重神经根部位的炎症和水肿，造成病情恶化。此时宜选择相应的穴位、足部反射区进行按摩。

椎动脉型颈椎病临床上以颈部活动受限为主要症状，同时可能伴随头痛、眩晕、恶心、呕吐、记忆力下降等相关症状。一般颈部活动频繁、过度劳累时容易出现或加重。此种类型的颈椎病可以通过拔伸颈部、揉捏颈椎两侧、按摩百会穴等按摩方法来缓解。

交感型颈椎病临床上以头晕、眼花、耳鸣、手麻、心动过速、心前区疼痛等一系列交感神经症状为主，由于其症状复杂，诊断难度相对较大，

所以尽量不要通过按摩的方法来缓解症状，应及时去医院进行正规的检查治疗。

脊髓型颈椎病常见于中老年人，大多由于椎间盘突出，使脊髓受压迫引起，患病后症状一般比较严重，是绝对不能进行按摩的一种颈椎病。这种类型的颈椎病对力度、高度敏感，不要说是按摩，有时候患者的一个轻微动作，都有可能引起非常严重的后果。因此，如果在没有确诊自己属于哪种类型的颈椎病之前就盲目按摩，一旦碰上脊髓型颈椎病，很有可能因为按摩而令脊髓受到剧烈撞击，导致高位截瘫。

由此可见，按摩虽然是一种具有很好养生效果的中医治疗方法，对于缓解肌肉酸痛、韧带痉挛和紧张、改善局部气血循环等有重要作用，但是还是要对症选择，不可盲目进行。

除此之外，即使可以做按摩的颈椎病类型，在按摩时也要选择正规的按摩场所，即配有专业按摩师、医生的按摩场所，这样才能保证按摩的科学性、有效性和安全性。

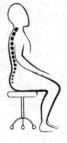

第四章
多样方法击退腰背痛，结实腰背强化支撑

与颈肩痛一样，腰背痛也往往同时存在，可以一同防治。本章通过运动、泡澡、热敷、瑜伽、按摩、推拿、保健操等方法，帮助大家击退腰背痛，防治容易引发腰背痛的相关疾病，让腰背更结实、更健康。

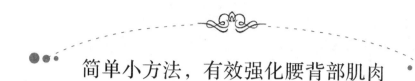

简单小方法，有效强化腰背部肌肉

腰背部肌肉是维持腰椎稳定性的重要结构之一，强壮的腰背部肌肉就像脊柱强有力的保护伞一样，有助于维持及增强脊柱的稳定性，可以有效地预防急、慢性腰部损伤和腰背痛的发生。所以日常生活中，我们可以通过以下方法来强化腰背部肌肉。

方法一　五点支撑法

身体呈仰卧位，双侧屈肘、屈膝，以头、双足、双肘五点支撑，用力将腰拱起（可用双掌托腰拱起），保持 10 分钟。或者在五点支撑的基础上，抬起骨盆，将腹部与膝关节抬平，然后缓慢放下，一起一落为一个动作，连续做 20～30 个。建议每天早、中、晚练习 3 次，如果早上、中午没有时间，也可以在晚上临睡前进行，总体以不疲劳为宜。而后面这种一起一落的操作方法，可以循序渐进，从自己能承受的个数开始，逐渐加到 30 个为止。一般坚持 3～6 个月，可以增强腰背肌和腹部肌肉的力量，维持脊柱稳定性，从而预防腰部损伤的发生。

方法二　抬头挺胸抬腿法

抬头挺胸抬腿法又称飞燕式，以腹部着床，头、手、胸及双下肢一起向上抬，姿势像飞燕一样，保持 20 分钟。建议每天早、晚各 1 次，如果早上没有时间，也可在晚上临睡前进行。总体练习时间根据个人体质调整，最长时间以每次不超过 20 分钟为宜。一般坚持 2 个月后，每周抽时间做 2 次即可，无须天天坚持，也能起到增强腰背肌，尤其是竖脊肌和腹肌的力量，对于维持脊柱稳定、预防腰部损伤效果良好。

方法三　爬楼梯法

平时上下楼的时候，可以适当放弃电梯选择步行，因为上下楼的过程可以帮助人体增加肌肉力量，尤其是下楼梯的时候，重心后倾，腰部肌肉收缩舒张，能加大对腰椎生理曲度的保护。此方法简单易行，根据自己的具体情况调整楼梯数即可。

方法四　侧身弯腰运动

直立，双腿分开，两臂左右平举，上体前屈，用左手指去碰右脚，右臂自然上举，双腿、双臂不得弯曲，吸气，然后还原、呼气。换方向重复 1 次，连续做 8 次。这样不仅可以锻炼腰背部的肌肉，还能拉伸腰部、腿部肌肉，有效防治腰、背、腿部肌肉酸痛等症状。

 小贴士

1. 以上方法均不适合有腰椎结核、腰椎肿瘤、腰椎滑脱、强直性脊柱炎、椎管狭窄、肾结石或其他脏器病变引发腰痛者练习，因为其不仅达不到强健腰背的功效，还可能造成其他严重后果，因此有相关疾病者一定要注意。

2. 锻炼后如果感到腰部疼痛不适、发僵等，应适当减量或停止锻炼，以免操之过急，症状加重。

3. 如果体重超标或膝关节不好，尽量不要选择爬楼梯法。同时在进行这种方法时也要注意选择适合锻炼、舒适的鞋子。

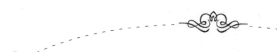

经络疏通，缓解腰部不适的好方法

如今，腰部不适已经不再是老年人的"专利"了，越来越多的年轻人也开始出现腰部不适的症状，如腰部酸困、疲劳、寒凉、疼痛等。中医学认为，腰部属于人体经络通行的重要部位，尤其又有带脉这条唯一横贯身体的经络，所以如果出现腰部不适，疏通经络是非常实用的改善方法。一般来说，疏通腰部经络可以参考以下方法。

方法一　捏揉带脉

带脉属于足少阳胆经，有健脾利湿、调经止带等功效，对于防治腰痛、痛经、月经不调、经闭、子宫脱垂、盆腔炎等效果良好。经常捏揉带脉，可以疏通全身唯一一条横向的经络，对于疏通腰部经络，缓解腰部不适有重要作用。

带脉与肚脐齐平，环绕腰部一圈，是腰部最细的地方。搓热双手手掌，从肚脐处开始捏揉带脉，直至带脉有酸痛、热感为宜。捏揉时力度在自己能承受的范围内尽量重一些，效果会更好。

方法二　穴位按摩

人体有不少穴位位于腰部及其附近的经络，经常按摩可以起到疏通腰部经络的作用。以下疏通腰部经络的穴位，可以每天单独按摩 1 个穴位，也可以几个穴位自由配伍按摩，每个穴位按摩 1 分钟，以有酸痛、热透感为宜。

带脉穴 有通调气血、温补肝肾等功效，适用于月经不调、赤白带下、闭经、痛经等症状，同时也能缓解这些症状带来的腰背酸痛等症状。

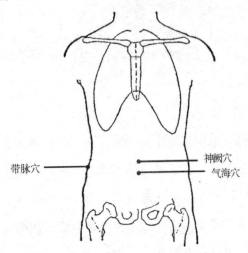

图 47　带脉穴、神阙穴、气海穴

图注：带脉穴在侧腹部，当第 11 肋骨游离端垂线与脐水平线的交点上。神阙穴在脐中部，脐中央。气海穴在下腹部，前正中线上，当脐中下 1.5 寸。

神阙穴 有温阳救逆、利水固脱等功效，适用于月经不调、崩漏、不孕、遗精、小便不禁，以及这些疾病所导致的腰膝酸软、疼痛等症状。

气海穴 有温中补肾、调经止带、益气助阳等功效，适用于肺气肿、小腹疾病、胃肠疾病、妇科疾病，以及这些疾病所导致的腰背疼痛。

膏肓穴 有补肺健脾、宁心培肾等功效，适用于气喘、咳嗽、肺痨、盗汗、遗精，以及这些疾病导致的腰部不适。

志室穴 有补肾益精、清热利湿、强壮腰膝等功效，适用于腰脊强痛、水肿、小便不利、遗精、阳痿、前列腺炎、头晕目眩、消化不良等。

秩边穴 有舒筋活络、强壮腰膝、调理下焦等功效，适用于腰骶痛、下肢痿痹等腰部不适症状。

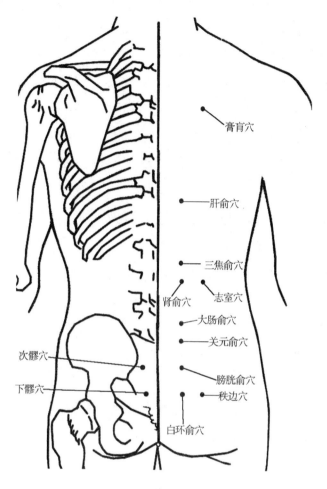

膏肓穴

肝俞穴

三焦俞穴

志室穴

肾俞穴

大肠俞穴

关元俞穴

膀胱俞穴

秩边穴

次髎穴

下髎穴

白环俞穴

图 48　背部按摩穴位

　　图注：膏肓穴在背部，第 4 胸椎棘突下，后正中线旁开 3 寸。志室穴在腰部，第 2 腰椎棘突下，后正中线旁开 3 寸。秩边穴在骶部，横平第 4 骶后孔，骶正中嵴旁开 3 寸。肝俞穴在背部，第 9 胸椎棘突下，后正中线旁开 1.5 寸。三焦俞穴在腰部，第 1 腰椎棘突下，后正中线旁开 1.5 寸。肾俞穴在腰部，第 2 腰椎棘突下，后正中线旁开 1.5 寸。大肠俞穴在腰部，当第 4 腰椎棘突下，后正中线旁开 1.5 寸。关元俞穴在腰部，第 5 腰椎棘突下，后正中线旁开 1.5 寸。膀胱俞穴在骶部，横平第 2 骶后孔，骶正中嵴旁 1.5 寸。白环俞穴在骶部，横平第 4 骶后孔，骶正中嵴旁 1.5 寸。次髎穴在骶部，正对第 2 骶后孔中。下髎穴在骶部，正对第 4 骶后孔中。

肝俞穴　有疏肝利胆、理气明目、补血消瘀等功效，适用于脘腹胀满、吞酸吐食、头痛、眩晕、颈项强痛、腰背痛等。

三焦俞穴　有调理三焦、利水强腰等功效，适用于水肿、小便不利、遗尿、肠鸣、泄泻等疾病，以及这些疾病导致的腰部不适。

肾俞穴　有益肾助阳、强腰利水、聪耳明目等功效，适用于腰膝酸痛、水肿、小便不利、遗尿、遗精、阳痿、慢性前列腺炎、月经不调、白带、不孕等。

大肠俞穴　有疏调肠腑、理气化滞等功效，适用于腹痛、腹胀、泄泻、肠鸣、便秘、痢疾、腰脊强痛等。

关元俞穴　有培补元气、调理下焦、强健腰膝等功效，适用于腹胀、泄泻、便秘、小便不利、遗尿、腰痛、糖尿病等。

膀胱俞穴　有清热利湿、通经活络等功效，适用于小便不通、遗尿、遗精、慢性前列腺炎、泄泻、痢疾、疝气偏坠，以及这些疾病所导致的腰腿疼痛。

白环俞穴　有补肾调经、清热活血等功效，适用于腰腿痛。

次髎穴　有补益下焦、强腰利湿等功效，适用于腰骶痛、腰膝酸软、二便不利、遗精、阳痿、月经不调、带下等。

下髎穴　有调理下焦、强壮腰膝的功效，适用于腰骶痛、腰膝酸软等。

方法三　热敷法

热敷腰部可以直接用热水袋，每天晚上临睡前趴在床上，腹部垫一个高低适合的枕头，腰部盖上一块干毛巾，敷上热水袋，盖上被子静候20～30分钟即可。热敷法敷腰部可以提升腰部肌肤温度，对于受风寒引起的腰部不适、经络瘀阻等可以起到良好的防治、疏通作用。

方法四 经络疏通辅助法

根据以上方法疏通腰部经络的同时，也可以常做以下两种动作，具有放松肌肉、辅助经络疏通等作用，让腰部经络疏通效果加倍。

身体前屈 站立，双手交叉举过头顶，然后慢慢将手和头部一起向下倾，腰尽量往下弯，双手尽量触着地面，每次练习 10 分钟左右，每天坚持做 3～5 次，可以起到增强腰部肌肉的柔韧性、弹性和力量的作用。

转体体操 右手置于左肩上，左手腕扣住右手肘，身体及腰部慢慢向左转动，头部则向右后方转动，然后再慢慢回正身体，将双手放下。换另一个方向时，左手置于右肩上，右手腕扣住左手肘，身体及腰部慢慢向右转动，头部则向左后方转动。此方法每次做 15～20 遍，约 10 分钟，每天坚持做 3～5 次，可以起到缓解肌肉紧张、松弛肌肉的作用。

 小贴士

1. 建议先去医院检查腰部不适的原因，并遵医嘱进行防治。如果症状不严重，允许进行经络疏通，方可进行。

2. 采用热敷法时，不能将热水袋直接接触皮肤，以免烫伤皮肤。此外，即使隔着毛巾，热水袋的温度也不宜过高。

三种方法，有效缓解腰肌劳损

腰肌劳损是指腰部肌肉及其附着点筋膜或骨膜的慢性损伤性炎症，是腰痛的常见原因之一，既可以是腰部疾病的症状之一，又可作为独立疾病存在。其主要症状为腰或腰骶部疼痛，反复发作，疼痛可随气候变化或劳累程度而变化，时轻时重，缠绵难愈。部分患者可有下肢牵拉痛，但无串痛和肌肤麻木感，为临床常见病、多发病。腰肌劳损时间长了，可使肌纤维变性，甚而少量撕裂，形成瘢痕、纤维索条或粘连，遗留长期慢性腰背痛。本病在中医学属于"腰痛""腰痹"的范畴，调养可以从温通经络、活络止痛方面着手。

方法一　巧按摩

热摩腰　身体直立，双足分开，略宽于肩；双手掌心相对摩擦至有温热感后，迅速将两手掌掌侧置于两侧腰部皮肤上，上下摩擦49次，使腰部皮肤产生温热感。此手法要求动作轻巧、往来流利、紧贴皮肤，但避免擦破皮肤。

捶腰骶　以手四指握大拇指成拳，用拳背部有节奏地叩击腰部脊柱两侧到尾骶部，左右各叩击36次，具有活血通络、强筋健骨的作用，可以有效缓解腰肌劳损。

系统按摩　由于是按摩腰部，所以自己无法操作，最好找家人帮忙。

用较重力量的手法沿着被按摩者腰部两侧往返治疗 8 分钟左右；用拇指弹拨法在疼痛部位操作 5 分钟左右；用较重力量的拇指按揉法按揉大肠俞、八髎穴、秩边穴各 2 分钟；用掌根按揉法在腰部两侧往返按揉 5 分钟左右。

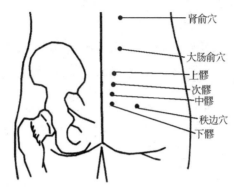

图 49　大肠俞穴、八髎穴、秩边穴、肾俞穴

图注：大肠俞穴在腰部，当第 4 腰椎棘突下，后正中线旁开 1.5 寸。八髎穴，即上髎、次髎、中髎和下髎，左右共 8 个穴位，分别在第 1、第 2、第 3、第 4 骶后孔中，合称"八髎穴"。秩边穴在骶部，横平第 4 骶后孔，骶正中嵴旁开 3 寸。肾俞穴在腰部，第 2 腰椎棘突下，后正中线旁开 1.5 寸。

方法二　日常运动小方法

旋转腰臀　两手相互摩擦至热，然后两手叉腰，大拇指在前，其余四指按住两侧肾俞穴，先顺时针旋转腰臀部 9 次，再逆时针旋转 9 次，连续 36 次。每天活动腰臀部，可舒筋活血、通利关节、强健腰肌，缓解腰肌劳损。

叉腰挺腹　身体直立，双足分开，略宽于肩，双手叉腰，将腹部尽量前挺，并维持 5 ~ 10 秒钟，重复 3 ~ 6 次即可。本法可调节腰腹部肌肉的紧张度，一定程度地调整恢复腰椎生理曲度，尤其是在久坐以后，效果明显。此外，伸懒腰也能达到这样的效果。因为伸懒腰属于全身运动，有舒活筋骨、调和气血、调节呼吸等作用，可以起到积极的健身效果，对缓解腰肌劳损也有良好的功效。

撞背功　双足分开，与肩等宽，站立于一平面墙壁之前，约距半尺，全身放松协调一致，身体后仰，突然用背部撞击墙壁，借撞击的反作用力使身体前倾，如此反复进行。撞击背下部时，呈骑马式站立，上背适当前屈，两臂下垂，然后进行撞击，力量由轻到重。行动时必须使意气集中于腰、肩、背之间，直至使全身发热为止。每日早晚各练 1 次。撞背功能壮腰肾，通经络，行气血，平阴阳，扶正祛邪，舒筋活络，解除痉挛，改善血液循环，促进新陈代谢，加快组织修复。血脉疏通，气机流畅，气行血活而筋脉自利，则疼痛可止。

方法三　食疗内调法

椒茴煮猪尾　猪尾 1 条，处理干净，切段，放入锅中，加水适量，放入胡椒 12 克，大茴香 10 克，武火煮沸，撇去浮沫，转文火煮至熟，加盐调味即可。日常佐餐食用，有散寒除湿止痛的功效，适用于寒湿型腰肌劳损，症状见腰痛、阴雨天受凉或受劳累后加重、喜暖畏寒、不能直立、活动欠佳者。

薏苡仁生姜羊肉汤　薏苡仁 50 克，淘洗干净；生姜 20 克，切片；羊肉 250 克，切片，放入沸水中焯烫，捞出洗净。锅中倒入适量水，放入薏苡仁、生姜、羊肉文火煮至熟烂，加盐调味即可。此场有温阳祛湿、散寒止痛等功效，适用于寒湿、气虚等导致的腰肌劳损。

 小贴士

1. 注意腰部保暖，平时可以用护腰，如果腰部酸痛较重时可以用热敷。

2. 避免腰部过劳，适当时候可以卧床休息。

3. 睡软硬适中的床，不可过硬、过软，以免不适症状加重。

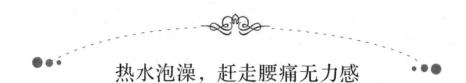

热水泡澡，赶走腰痛无力感

腰痛无力大多与受风、受寒有关，所以洗热水澡对于缓解腰痛无力感非常有效。因为热水澡可以提高神经系统兴奋性，扩张血管，加速全身血液循环，改善器官与组织的营养状态，降低肌肉张力，使肌肉放松，不仅有助于缓解疲劳，防治腰痛无力，还可以促进人体代谢废物，提升人体抵抗力。

虽然洗澡我们每天都在做，但是想要让洗澡达到应有的作用，建议按照以下步骤进行。

第一步　用温热的水淋湿全身

用温热的水淋湿全身，水温可以在35℃～39℃，这样做既可以湿润皮肤，还能降低沐浴时对心脏的负担，为接下来洗热水澡做好准备。

第二步　正式进行热水澡

使水的温度保持在40℃～43℃，依据季节变化的不同，可以在39℃～45℃范围内进行调整。如果有浴缸，可以坐入水中3分钟，最好全身都浸到水中，只露出头部，接下来离开热水待3分钟。重复3～4遍。如果没有浴缸，可以用淋浴，方法相同。

第三步　先洗全身，再洗脸、洗脚

被热水浸过的皮肤很柔软，污垢也非常容易擦洗干净。先擦洗全身，并对腹部、腰部、腿部等处的肌肉进行按摩，以增强缓解肌肉酸痛、减肥、排毒、紧致肌肤等效果。洗完全身后，按照常规方法洗脸即可。然后将脚部泡在热水中，着重揉搓 5 分钟，以刺激足部反射区，达到养护身体的目的。

第四步　结束也有讲究

热水澡结束后，不要立即离开淋浴或浴缸，而是继续泡在热水中，闭目调神 2 分钟左右，等洗澡时的疲劳缓解后，再离开浴缸或关掉淋浴。如果是泡在浴缸里洗热水澡，离开浴缸后要用温水再冲洗一遍身体。然后快速擦干全身水分，吹干头发，以免着凉、感冒。最后躺在床上伸个懒腰，拉伸一下全身的筋骨，效果会更好。

 小贴士

1. 临睡前、运动后都不宜洗澡。临睡前洗澡容易抑制大脑褪黑素分泌，影响睡眠，比较好的做法是睡前 1.5 小时洗热水澡。运动后马上洗热水澡容易导致肌肉、皮肤血液增加，其他器官供血量不足，产生缺氧、眩晕感，建议运动后休息 30 ~ 45 分钟再洗热水澡。

2. 洗澡时可以大面积按摩，但是不宜按摩穴位，以免水湿入侵身体，影响身体健康。

3. 体质较弱的人、糖尿病患者洗澡时间不宜过长，而且水温最好低于 39℃。

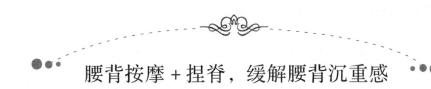

腰背按摩＋捏脊，缓解腰背沉重感

由于现在办公环境的关系，大多数人常常坐在办公室里对着电脑，往往一坐就是一天，所以腰背部常常出现沉重感。一般来说，腰背部沉重感与腰背部肌肉劳损息息相关。因此，通过腰背按摩和捏脊来放松腰背部肌肉，可以很大程度上缓解腰背部沉重感，让自己变得更轻松。

方法一　腰背按摩法

腰背部按摩有很多方法，下面介绍的方法是基础按摩方法，简单有效，可以找家人帮忙操作，也可以找专业的按摩师进行操作。

准备：被按摩者俯卧在床上，露出腰背部，按摩者站在一侧，搓热双手。

揉法：按摩者用双手手掌自上而下同时按摩背腰部，边按边揉，反复3～5遍，需要加大力度时，可用双手掌重叠按摩。

拨法：弹拨足太阳膀胱经，自上而下弹拨，用力由轻到重，需要加大力度时，可用双手拇指重叠弹拨，反复3～5遍。

按法：双手手掌重叠按压足太阳膀胱经，自上向下，速度要缓慢，按压3～5次，力度适宜。

滚法：在脊柱两侧进行滚法，单手握空拳，自上向下，时间1～2分钟，滚动时速度要均匀，不能有摩擦感。

拍法：拍打背腰部两侧，用双手空拳或虚掌，自上向下，交替拍打背腰部两侧约1~2分钟。

按揉穴位法：按揉肾俞穴，两手拇指伸直，用指腹按揉，可同时按揉，也可交替按揉，每个动作要连续操作3次，时间持续1~2分钟。

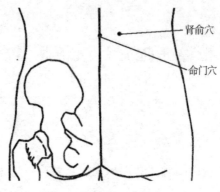

图50　肾俞穴、命门穴

图注：肾俞穴在腰部，第2腰椎棘突下，后正中线旁开1.5寸。命门穴在第2腰椎棘突下凹陷中，后正中线上。

擦法：搓擦肾俞穴和命门穴，按摩者一手扶住被按摩者的臀部，另一只手搓擦穴位，擦热后稍停，让热量渗透到体内，再继续搓擦，时间持续1~2分钟。

推法：直推背腰部，用双手掌直推，掌根用力，从肩部到背腰部，直推3~5次，最后减慢力度，缓缓推揉1遍即可。

方法二　捏脊

捏脊一般适合半岁到7岁左右的宝宝，具有防治食欲不振、消化不良、腹泻、失眠及小儿疳积、感冒、发烧等疾病的作用。用于成年人身上效用会大打折扣，因为成年人背肌较厚，不易提起，自然达不到相应的疗效。不过还是可以用来放松腰背部肌肉，缓解腰背沉重感。

捏脊之所以有保健防病的功效，是因为人体背部的正中为督脉，督脉的两侧均为足太阳膀胱经的循行路线。督脉和膀胱经是人体抵御外邪的第一道防线。所以捏脊可以起到疏通经络、调理脏腑的作用，从而达到防治疾病的目的，具体操作如下。

准备：被捏脊者俯卧在床上，露出整个背部，背部保持平直、放松。捏脊者站在后方，两手的中指、无名指和小指握成半拳状。

操作：食指半屈，用双手食指中节靠拇指的侧面，抵在被捏脊者的尾骨处；大拇指与食指相对，向上捏起皮肤，同时向上捻动。两手交替，沿着脊柱两侧自长强穴向上边推边捏边放，一直推到大椎穴，为捏脊1遍。之后再捏2遍，捏住背部皮肤向上提拉一次。重复之前的动作，共捏提6遍即可。

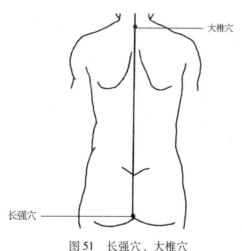

图51　长强穴、大椎穴

图注：长强穴当尾骨端与肛门连线的中点处。大椎穴位于第7颈椎棘突下凹陷中，后正中线上。

收尾：捏脊后用双手拇指分别自上而下揉按脊柱两侧3~5次，起到放松肌肉的作用。

捏脊一般每天进行1次，连续7~10天为1个疗程，腰背沉重感就会有所减轻。如果坚持1个疗程之后没有改善，建议去医院进行检查，确定是否是其他方面的问题导致腰背沉重。

小贴士

1. 进行腰背部按摩前，应先去医院检查腰部不适的原因，确定自己是否可以进行腰背部按摩，以免造成不必要的危害。

2. 捏脊在早晨起床后或晚上临睡前进行疗效较好。捏脊时室内温度要适中，不要过热、过凉。背部皮肤有破损，患有疖肿、皮肤病时不适合捏脊。

3. 症状严重时可以卧床休息，放松腰背部。

4. 平时注意保暖，不要让腰背部受寒、受风。

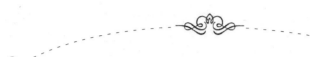

连续倒行，可有效增加腰椎灵活度

平时我们走路是朝前的，前行时人体姿势、骨盆是向前倾的，颈椎、腰椎、腰肌、膝关节等都处于比较紧张的状态，时间久了会产生习惯性慢性劳损，导致颈肩腰背痛出现。而倒行，即倒着走，是典型的"反常态疗法"，可以使颈部、腰部紧张状态得到相应的松弛和调适，从而有利于劳损部位的康复。而且，倒行还能加强腰脊肌、踝膝关节周围的肌肉、韧带和股四头肌以及颈椎关节等部位的血液循环，有助于提升腰部组织的新陈代谢，起到舒筋活络、强身健骨的作用。如果坚持一段时间，可以对颈椎病、腰酸腿痛、肌肉萎缩、关节风湿等病症得到不同程度的缓解和良好的防治效果。

不过，倒行并不是简单的倒着走，要讲究方法，否则不但不能保护腰椎，反而会损伤脊柱。

第一式　常规倒行

选择人少、无车、宽阔的平地，倒退着走，要求膝盖不要弯曲，腰要挺直，两眼直视前方，同时甩开两臂，均匀呼吸，连续倒行30分钟，每天早上1次，一般1~2个月可见效。

第二式　叉腰式倒行

站直身体，挺胸抬头，下巴微微内收，双手叉腰，两手拇指在后，分别点按腰部两侧的肾俞穴，其余四指在前。然后叉腰倒行。倒行先从左腿开始，左腿尽量往后抬起，向后退出，身体重心后移且稳。先让脚掌落地，随后全脚着地，重心移至左腿后再换右腿，左右腿交替退着走即可。在走动过程中可以一边走一边用两手拇指按揉两侧的肾俞穴，加强倒行的效果。

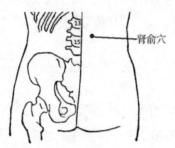

图 52　肾俞穴

图注：肾俞穴在腰部，第 2 腰椎棘突下，后正中线旁开 1.5 寸。

倒行可以每天早晚各进行 1 次，但每次时间不宜过长，以 20 分钟为宜。当然也可以根据自己的具体情况调整时间，以每次锻炼后稍微休息就能缓解疲劳感为度。

 小贴士

1. 倒行时要选择适合、安全的环境，以车少、人少的宽阔地方为宜。

2. 要选择大小合适、适合锻炼且舒适的鞋子。

3. 倒行应循序渐进，量力而行，切勿心急气躁。

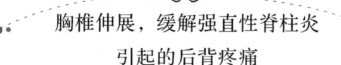

胸椎伸展，缓解强直性脊柱炎
引起的后背疼痛

强直性脊柱炎曾有"类风湿性脊椎炎""脊柱类风湿性关节炎""类风湿性关节炎中枢型"等多种称谓，是一种以侵犯脊柱为主，呈慢性进行性发展的炎性疾病，最后可以使整个脊柱受累变为强直、圆背畸形而得名强直性脊柱炎。

强直性脊柱炎多发于 20～30 岁的青壮年男性，早期症状为下腰部疼痛、僵硬，亦可出现两侧交替性的坐骨神经痛，下蹲或腰部活动不灵活，有僵硬感。绝大多数患者先有骶髂关节受累，之后呈上行性发展，仅有个别患者首先是颈椎受累，后下行发展到胸椎、腰椎。一旦患病，则对生活、工作有较为严重的影响。因此，当出现相关症状，并且超过 3 个月还无法得到改善，建议及时去医院进行检查。

患有强直性脊柱炎之后，首先要做的是在正规医院进行治疗。其次再按照自己的具体情况，咨询医生是否能进行胸椎伸展运动。因为胸椎伸展运动是缓解、防治强直性脊柱炎的有效方法之一。

胸椎伸展运动

首先，扩胸舒肋，身体直立，双腿适度分开，双臂上举120°展开，提胸深呼吸，眼睛平视，舒展胸椎，持续用力 2～3 分钟，缓缓恢复原位。

其次，伸展胸椎，身体直立，双腿适度分开，双手交叉上举，头部后仰，舒展胸椎，向后过伸胸椎，持续用力 2～3 分钟，缓缓恢复原位。

再次，伸展胸椎，身体直立，双腿适度分开，双手上举分开扩胸，头部后仰，舒展胸椎，向后过伸胸椎，持续用力 2～3 分钟，缓缓恢复原位。

最后，扩胸舒肋，身体直立，双腿适度分开，双臂平举展开，提胸深呼吸，眼睛平视，舒展胸椎，持续用力 2～3 分钟，缓缓恢复原位。

以上动作，刚开始时可以先做 1 遍，之后根据自己的具体情况逐渐递增，从而达到缓解强直性脊柱炎僵硬感等作用。除此之外，搭配以下方法效果会更好。

辅助方法一　颈椎锻炼方法

首先，头向左或向右缓慢地旋转，看肩背到最大限度（用力不可过猛），连续 10 次；头部向左右缓慢侧屈，身体肩膀保持不动，左右重复 10 次；头颈、双臂自由活动数次，做深呼吸结束。

其次，双足分立，与肩同宽，双手大拇指向下推按颈部肌群 2 分钟，然后向上点按风池穴 10 分钟。

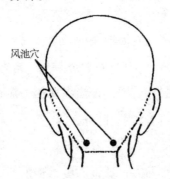

图 53　风池穴

图注：风池穴在颈后部，当枕骨之下，胸锁乳突肌上端与斜方肌上端之间的凹陷处。

再次，抬头望天，望天时后仰到极限，还原，低头看地，看地时下颌尽力贴近胸部，再还原，抬头时呼气，低头时吸气。

最后，头颈向上向前探，向后向下伸，连续动作 10 次。

辅助方法二　腰椎锻炼方法

首先，患者俯卧位，双下肢伸直，双手向后，使头部，两侧上肢和下肢同时做背伸动作，尽量背伸重复 10 次。

其次，双足开立，与肩同宽，双手叉腰，拇指向前，四指在后按住腰部两侧肾俞穴，腰部作环形摆动，左右重复 10 次。

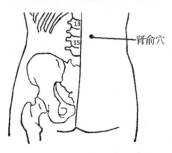

图 54　肾俞穴

图注：肾俞穴在腰部，第 2 腰椎棘突下，后正中线旁开 1.5 寸。

最后，患者仰卧位，用双脚后跟和头颈部做支点，腰部用力向上挺，同时吸气，恢复仰卧，同时呼气，重复 10 次。

 小贴士

1. 如果症状不是特别严重，建议坚持之前的正常工作、生活状态，不宜直接休息，尤其是长期卧床休息。

2. 一定要持之以恒地进行扩胸运动和深呼吸训练，以保持健康的生理呼吸运动功能和胸廓扩张运动度。

3. 日常饮食以新鲜、清淡、少油腻为主，忌辛辣、生冷、发物，并戒烟戒烟。

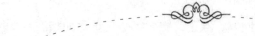

坚持腰部保健操，预防腰椎间盘突出

腰椎间盘突出症是由于椎间盘组织的退变、损伤、纤维环破裂，髓核组织从破裂的纤维环处向后外侧或向正后方突出，压迫脊神经根部或马尾神经，产生下腰部疼痛和下肢坐骨神经痛的病症。

腰椎间盘突出症常见于青壮年，以20～45岁为多，男性发病率大于女性。最容易造成损伤突出的椎间盘是腰椎第4、5间盘和腰、骶、间盘。患病后如果不及时治疗，会严重影响工作、学习和生活。下面介绍的腰部保健操可以帮助大家预防腰椎间盘突出症，但是已经患有腰椎间盘突出症者不宜进行。

方法一　搓腰功

搓腰功是一种简便易行的腰部保健操，是治疗功能性腰痛的体疗方法之一。经常搓腰不仅可以温暖腰部，促进腰部气血运行，还有助于激发阳气，使腰部得到温煦，有利于驱除导致腰部疼痛的寒湿邪气，增强肾脏功能，固本培元，疏通带脉，强壮腰脊。

一搓　选择一个相对舒适的姿势坐好，双足分开，与肩同宽。将身体放轻松并把两个手掌搓热。待手掌热了之后放到腰眼穴用力揉搓。揉搓的同时注意调整呼吸，尽量呼吸深一点，这样不仅可以疏通腰部经络，还能增强肾功能。此外，揉搓的范围尽可能大一些，这不仅对腰部有好处，对尾骨部位也能起到按摩的功效。揉搓3~5次深呼吸后，双手掌顺到腰椎两旁，上下用力搓动，连续做36次即可。

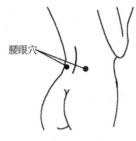

图 55 腰眼穴

图注：腰眼穴位于第4腰椎脊突左右各3.5寸。

二捏 揉搓之后，腰及其周围的经络得到了疏通，会有发热的感觉。在此基础上，从命门穴开始，捏至尾椎处。夹捏的过程中要集中精神，捏一下松一下，来回夹捏3~4次即可。

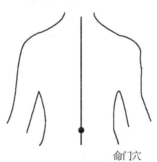

图 56 命门穴

图注：命门穴位于第2腰椎棘突下。

三摩 经过夹捏之后，命门穴至尾椎处的肌肉会处于比较紧张的状态，此时可以通过旋转揉摩来进行放松。先将两手轻握拳，拳眼向上，以掌指关节突出部分在两侧腰眼穴处做旋转揉摩。顺时针、逆时针各旋摩18圈，两侧可同时进行，也可先左后右进行。

四叩 两只手轻握拳，拳眼向下，然后用两拳的掌面轻轻地叩击骶尾部，以不痛为度，左右各叩打36次。

五抓　两手反叉腰，拇指放于前方，其余四指自然落在腰上。用落在腰上的四指向外抓擦皮肤。两手同时进行，各抓擦36次。

六旋　直立，双足分开，与肩同宽，双手叉腰，两手用力向前推，使腹部凸出，体向后仰；左手用力向右推，上体尽量左弯；两手再向后推，臀部竭力往后坐，上体尽量前弯；右手用力左推，上体尽量右弯。做完整套旋腰动作为1圈，顺时针、逆时针各做9圈。

方法二　日常护腰保健操

日常护腰保健操可以在床上或瑜伽垫上进行，非常简单。

动髋　仰卧，双腿伸直，将左脚向脚的方向猛伸，同时右腿向头的方向猛缩，交替进行30～50次。

蹬腿　仰卧，尽量屈髋屈膝，足背勾紧，足跟向斜上方蹬出，同时将大腿、小腿肌肉紧张收缩一下，还原后再换腿进行，交替重复10～20次。

飞燕式　俯卧，双腿伸直，双臂平放在身体两侧，掌心向上，吸气时将头、上身躯干、双腿、双臂尽力抬起，屏住呼吸保持，以自己不勉强为度，呼气慢慢还原，重复6次。

船式　仰卧，双腿伸直，双臂平放在身体两侧，掌心向下，吸气同时将头、上身躯干、双腿、双臂抬起，头与脚趾同高，屏住呼吸保持，以自己不勉强为度，呼气慢慢还原，重复6次。

桥式　仰卧，屈髋、屈膝，双足平放在床面上，吸气同时收腹、提肛、伸展膝关节，屏住呼吸保持，以自己不勉强为度，呼气慢慢还原，重复6次。

伸懒腰　站立，双足分开与肩同宽，像伸懒腰一样，腰部尽量后伸，逐渐增大幅度，重复6次。

做完上述动作后，简单活动、放松一下效果更好，不要突然结束。如果已经患有腰椎间盘突出症，则可以通过以下方法进行辅助调理，帮助自己尽快恢复。

辅助方法一　外敷方

小茴香食盐外敷包　食盐500克，小茴香150克，放入锅中同炒热，装入布包熨患处，每次持续30分钟或者以感觉有热透感为宜。外敷包可以多次使用，冷却后将食盐、小茴香倒出放入锅中重炒即可。此法有温经散寒、除湿止痛等功效，对于缓解腰椎间盘突出导致的腰痛效果良好。

艾叶蟹壳酒外擦方　艾叶50克，蟹壳（炒黄）5克，放入容器中，加白酒500毫升，密封，静置3日后用酒涂抹腰部，每日3次，连用10天。有温经通阳、活络止痛等功效，对劳伤腰痛、腰椎间盘突出症导致的疼痛有良好的缓解作用。

辅助方法二　穴位按摩法

穴位按摩不会直接作用于病灶部位，避免了对病灶部位的压迫，所以相对其他按摩来说更加安全。肾俞穴、大肠俞穴、居髎穴、环跳穴、承扶穴、殷门穴、委中穴均对腰椎间盘突出症有调理作用，每个穴位按揉1分钟，以有酸胀感为宜。可以每天按揉1个穴位，也可以几个穴位自由配伍进行按摩。

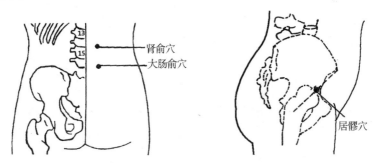

图57　肾俞穴、大肠俞穴、居髎穴

图注：肾俞穴在腰部，第2腰椎棘突下，后正中线旁开1.5寸。大肠俞穴在腰部，当第4腰椎棘突下，后正中线旁开1.5寸。居髎穴在髋部，当髂前上棘与股骨大转子最凸点连线的中点处。

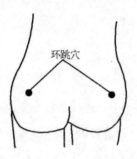

图 58　环跳穴

图注：环跳穴位于股骨大转子最高点与骶管裂孔连线的外 1/3 与内 2/3 的交点处。

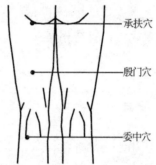

图 59　承扶穴、殷门穴、委中穴

图注：承扶穴位于大腿后面，臀下横纹的中点。殷门穴在大腿后面，承扶穴与委中穴的连线上，承扶穴下 6 寸。委中穴位于腘横纹中点。

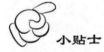 **小贴士**

1. 在进行"六旋"时，旋腰动作要轻缓，不可过速或过于用力，以免腰部扭伤。

2. 在进行腰部保健操之前，应先去医院检查，确定自己的腰椎间盘突出的具体情况，并咨询医生是否适合用保健操来锻炼，如果不适合就不要进行了。

3. 保护腰部，注意劳动强度和姿势，防止腰椎间盘退变和损伤。

4. 在做重体力劳动前，应先活动一下身体；劳动时要注意姿势，不要直接弯腰取物，最好先下蹲，再弯腰。即使弯腰也不宜太久，注意劳逸结合。

5. 注意防寒保暖，不要受凉、受湿。

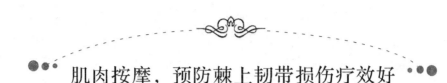

肌肉按摩，预防棘上韧带损伤疗效好

自枕外粗隆至腰部，在棘突后方均有棘上韧带相连。所以棘上韧带纤维较长，在颈段为较粗厚的项韧带，对枕颈部的稳定起重要作用；在胸段，棘上韧带较薄弱；腰部的棘上韧带较强壮，但第 5 腰椎到第 1 骶椎处较为薄弱，容易引发其深部的棘间韧带损伤。棘上韧带损伤是慢性腰痛的常见原因，多发生在中年以上患者，以下腰段损伤多见。

棘上韧带损伤后，应首先去医院进行检查、治疗，在接受正规治疗的同时可以考虑肌肉按摩。虽然肌肉按摩并不能对疾病有本质上的帮助，但是对于缓解疾病导致的腰背疼痛、肌肉痉挛效果良好。此外，平时多进行肌肉按摩，可以有效预防棘上韧带损伤，让患病概率降低。

第一步　弹拨按抹韧带

患者取俯卧位，腹部垫一个高低适合的软枕。按摩者站在患者左侧，一手拇指按压（固定）损伤段韧带上方，另一只手的拇指在患部左右弹拨棘上韧带（急性弹拨数次，慢性可增加弹拨次数），之后按摩者用拇指顺着韧带的方向滑动按压 10 遍，再用拇指自上而下抹 10 遍。

第二步　按揉两侧擦棘

按摩者用两手拇指沉稳地按揉患者损伤段棘上韧带两侧 5 分钟，然后用一只手掌直擦患者腰背部的督脉，至患有有热度为宜。

第三步　按压腧穴通络

按摩者用拇指端或偏峰按压身柱、命门、腰俞、委中穴各 1 分钟，之后让患者坐起来，按摩者站在患者前面，用两手拇指同时按压两侧手三里穴。有酸胀、通透感时让患者活动一下腰部。身柱穴有补气壮阳、清泻肺热的功效；命门穴有补肾壮阳、强壮腰脊的功效；腰俞穴有补益肾气的功效；委中穴有舒筋活络、凉血解毒、祛风除湿的功效；手三里穴有疏经通络、消肿止痛、清肠利腑的功效，几个穴位配伍使用，对于缓解棘上韧带损伤包括棘间韧带损伤都有良好的作用。

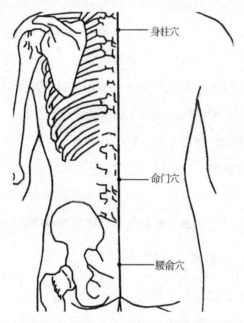

图 60　身柱穴、命门穴、腰俞穴

图注：身柱穴位于第 3 胸椎棘突下凹陷中。命门穴在第 2 腰椎棘突下凹陷中，后正中线上。腰俞穴在骶部，当后正中线上，适对骶管裂孔。

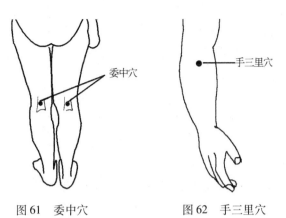

图61 委中穴　　　　　　　图62 手三里穴

图注：委中穴位于腘横纹中点。手三里穴在前臂，在阳溪与曲池连线上，肘横纹下2寸。

第四步　屈伸脊柱按揉法

患者取坐位，按摩者坐在患者后面，一手固定患者肩部，根据需要将脊柱缓慢的前屈与伸直，同时用另一只手的拇指按揉2分钟，按揉时要注意痛重用力轻，痛轻用力重。而后，掌擦腰背正中与两侧2分钟，以有热度为宜。

脊背正中是督脉的循行之处，有舒筋通络、活血祛瘀的功效，适用于棘上韧带损伤，其中屈伸脊柱按揉还可以防治伴有棘间韧带损伤的棘上韧带损伤，有效缓解其带来的腰痛、弯腰不利等症状。

 小贴士

1. 按摩可以找专业人士进行，既能保证安全，又能保证疗效；也可以找家人帮忙，不过由于家人专业技术不熟，故应先咨询医生是否能进行按摩再按照以上方法进行为好。

2. 按摩后最好不要立即活动，休息10～20分钟。

3. 急性损伤可卧床休息1周左右，可用腰围、支具固定6～8周，同时进行腰背肌锻炼。

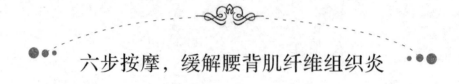

六步按摩，缓解腰背肌纤维组织炎

腰背肌纤维组织炎是指腰背部的筋膜、肌腱、韧带等软组织因发生痉挛、功能不协调而导致的一种非特异性无菌性炎症的病理改变，可以发生于颈项部、肩背部、腰骶部及臀部，好发于腰背部。本病病因目前还不是很明确，但是认为与劳损、受寒、感染、姿势不良、久居潮湿环境等因素有关。一旦发病，会出现腰背部疼痛，有僵硬感，活动后疼痛减轻，久坐、久睡或天寒、劳累后加重。腰部不灵活，尤以弯腰困难。如果触摸腰背部，会有广泛压痛，压痛部位常可触及条索状、瘢痕化的纤维组织，或触摸到一些小疙瘩。因此，如果发现有相关症状，最好及时去医院检查，以免延误治疗。以下6步按摩方法有辅助作用，可以在一定程度上缓解腰背肌纤维组织炎的相关症状。

第一步　掌揉腰背

患者俯卧，按摩者用掌揉法在患者腰背部反复按揉3~5分钟，以患处为重点，作用力要深达筋膜。

第二步　揉揉腰背

患者俯卧，按摩者用揉法在腰背部反复操作3~5分钟，并以患处为重点。

第三步　点揉穴位

按摩者依次点揉肾俞、命门、八髎穴，每个穴位点揉 1 分钟。

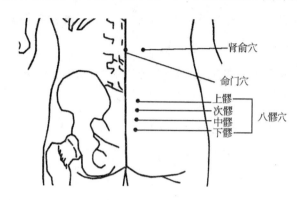

图注：肾俞穴在腰部，第 2 腰椎棘突下，后正中线旁开 1.5 寸。命门穴在第 2 腰椎棘突下凹陷中，后正中线上。八髎穴，即上髎、次髎、中髎和下髎，左右共 8 个穴位，分别在第 1、第 2、第 3、第 4 骶后孔中。

第四步　指拨腰背

若疼痛部位较深或有条索状硬结，可以用双手拇指按压、弹拨，或者以肘尖点揉，直至硬结松软或变小为止。

第五步　分推腰背

患者俯卧，按摩者双手打开，分别放在腰背部脊柱两侧，由脊柱两侧斜向外下方，自上而下，呈"八"字推揉按压，反复操作 5~6 次。

第六步　叩击腰背

按摩者以合掌或虚掌叩击腰背部，反复操作 3~5 次，以放松腰背部。

以上 6 步具有舒筋活血、消炎止痛的功效，在可以进行按摩的情况下找专人进行按摩，对于缓解腰背肌纤维炎效果良好。

小贴士

1. 按摩方法不是每个人都适用，应先去医院检查，并咨询医生自己的情况是否适合按摩，不要盲目进行。

2. 急性期不宜用过强、过重的手法，时间也不宜过长，以免使疼痛加重。

3. 避免风寒、潮湿和过度劳累。

4. 经常改变姿势，积极进行运动锻炼。

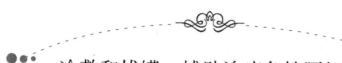

冷敷和拔罐，辅助治疗急性腰扭伤

急性腰背部扭伤，即我们俗称的"闪腰"，在临床上较为多见，体力劳动者、偶然参加运动或劳动而事先未做活动准备者发生尤多，且多见于老年人。由于大多为突然损伤，因此患者自觉局部疼痛十分剧烈，并随着局部活动、振动而加剧，平卧后可减轻。

方法一 冷敷法

急性期 24 ~ 48 小时可用冷敷法，具体做法是将冷水浸泡过的毛巾放于损伤部，每 3 分钟左右更换 1 次，也可以将冰块装入塑料袋内进行外敷，每次 20 ~ 30 分钟。

冷敷可使毛细血管收缩，减轻局部充血，使神经末梢的敏感性降低而减轻疼痛，且降温退热可减少局部血流，防止炎症和化脓扩散，适用于扁桃体摘除术后、鼻出血、早期局部软组织损伤及脑外伤患者。

方法二 委中穴拔罐法

患者取俯卧位，先对局部进行常规消毒，然后用三棱针快速点刺委中穴至渗出血滴后，随即将中等大小的火罐吸拔在针刺点上，留罐 10 分钟，出血约 5 毫升即可。

委中穴是治疗腰背疼痛的要穴，属足太阳膀胱经。《素问·刺腰痛》

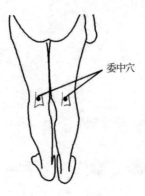

图64 委中穴

图注：委中穴位于腘窝横纹的中点。

曰："足太阳脉令人腰痛，引项脊尻背如重状，刺其郄中太阳正经出血春无见血。"此后《千金要方》《外台秘要》《针灸大成》《医宗金鉴》皆言委中主治腰痛。对委中穴进行拔罐，能有效治疗急性腰扭伤，起到舒筋活血、止痛祛瘀之效。

 小贴士

1. 以上方法仅作为辅助方法，急性腰扭伤后首先应去正规医院进行检查治疗。

2. 急性扭伤期间尽量卧床休息，并注意防寒保暖。

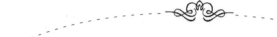

日常生活注意事项，藏着保护腰背的秘密

日常生活中有很多我们不曾注意的小细节，其中便藏着保护腰背的秘密。通过养成良好的生活习惯，能让我们的腰背更结实，支撑更有力。

细节一　尽量保持正确的姿势

很多人认为，坐着、躺着是休息，殊不知不正确的坐姿、卧姿都有可能对腰椎间盘造成更大的压力，从而引发劳损、疼痛等症状。比如，据研究表明，当我们采取正确的坐姿时，身体给腰椎间盘带来的压力是平卧时的 6 倍，而采取不正确的坐姿时则是平卧的 11 倍。所以坐姿不正确，尤其在坐姿不正确还久坐时，非常容易对腰椎间盘造成劳损，引起腰背部肌肉紧张、疲劳、酸痛等。

所谓正确的姿势，并没有太多严苛的标准，凡是让脊柱保持正常生理弯曲的姿势，都是正确的姿势。正确的坐姿应是上身挺直、收腹、下颌微收，两下肢并拢。如有可能，应使膝关节略高出髋部。若是坐在有靠背的椅子上，则应在上述姿势的基础上尽量将腰背紧贴椅背，这样腰骶部的肌肉不易疲劳。久坐之后，应适当活动一下，松弛下肢肌肉。另外，腰椎间盘突出症患者不宜坐低于 20 厘米的矮凳，尽量坐有靠背的椅子，这样可以承担躯体的部分重量，减少腰背劳损的机会。

正确的卧姿应该是仰卧或右侧卧，仰卧时腿伸直，最好在腿弯处垫一个高低合适的枕头，以保持一定的曲度；右侧卧时最好使腿部略微弯曲，并在两腿间夹个小枕头，以保证脊柱和头保持在一条直线上。

细节二　选择一张合适的床

平躺时，腰部的负荷最小，能很好地缓解腰背部肌肉紧张和疲劳。所以要达到更好的缓解效果，需要选择一张合适的床。一般来说，床的硬度要适中，不宜过硬或过软。只有软硬适中的床才利于维持脊柱正常的生理弯曲，使肌肉不易产生疲劳。过硬的床容易增加肌肉压力，使人肩颈、腰背酸痛；过软的床则容易增加脊柱周围韧带和关节的负荷，造成肌肉被动紧张，久而久之引发颈肩、腰背痛。另外，床的面积要尽量大一些，便于睡眠时可以自由翻身，利于气血流通、舒展筋骨。床的高度以略高于就寝者的膝关节为宜，一般在0.4～0.5米。

细节三　注意防寒保暖

日常生活中要注意防寒保暖，尤其是有腰背痛的女性，更要做好腰背部保暖。尽量避免淋雨受寒、夜卧当风等。避免久卧潮湿之地，在寒湿季节可以适当使用电热褥为床铺驱寒保暖。不过需要注意的是，睡觉时要关闭电热褥，以防危险发生。

细节四　适度运动

经常活动腰部，可使腰肌舒展，促进局部肌肉的血液循环。所以对于久坐、久站的人，一定时间要适当活动腰部，使腰肌得以解除紧张，起缓解疼痛的作用。但运动不要过于激烈，可以在室内稍微行走一下，也可以做一些活动腰部的体操等。

细节五　女性要改掉的一些习惯

有些女性为了保持苗条的身材而采用束腰的方法，这种方法对于腰部健康有一定的负面影响，即使使用也不宜过紧，尤其是腰痛患者切忌束腰，因为过紧的束腰可引起局部血液循环障碍，加重病情。

尽量少穿高跟鞋，穿高跟鞋会使腰部承受很大的压力，导致腰背部脊柱损伤。

单肩大挎包受很多女性喜欢，但是这样的挎包总是让一个肩膀受力，肩膀和腰都会吃不消，长此以往容易导致腰酸背痛、颈项僵硬，出现"高低肩"，造成腰背部损伤。

小贴士

1. 时时刻刻保持正确的姿势很难实现，因此建议大部分时间保持正确的姿势，其他的时候注意休息即可。如工作、学习 1~2 小时之后活动一下头部、肩颈部、腰背部、腿部等，让各处肌肉、关节得到放松；早上起床后双手握拳敲打一下腰背部，敲击的速度要均匀，力度适中，每天坚持 10~15 分钟即可。

2. 挑选床时，最好不要选择偏松软、弹性较差的床，不利于支撑腰椎。

要点须知：推拿手法解析，让按摩更专业

推拿是在中医学理论的指导下，运用推、拿、按、摩、揉、捏、点、拍等手法，作用于人体体表的特定部位，以疏通经络、调和气血、揉筋壮骨、增强体质、防病治病的一种非药物疗法。

推拿手法有多种，临床上常用的手法可归纳为按、摩、推、拿、揉、捏、颤、打等八法，并且常常是几种手法相互配合进行的。

1. 按法

按法是以拇指、掌根或肘在身体适当的部位有节奏地按压。临床上常用的按法又分指按法、掌按法、屈肘按法。指按法接触面较小，刺激的强弱容易控制调节，常用于按面部及眼部等的穴位；掌按法接触面较大，刺激也比较缓和，适用于治疗面积较大而较为平坦的部位，如腰背部、腹部等；屈肘按法的压力大，刺激强，用于肌肉发达厚实的部位，如腰臀部等。

2. 摩法

摩法是以掌面或指面附着于穴位表面，以腕关节连同前臂做顺时针或逆时针环形有节律的摩动。临床上常用摩法有指摩法、掌摩法、掌根摩法。指摩法是用食指、中指、无名指面附着于一定的部位上，以腕关节为中心，连同掌、指做节律性的环旋运动。掌摩法是用掌面附着于一定部位上，以腕关节为中心，连同掌、指做节律性的环旋运动。掌根摩法是用掌根部大、小鱼际等在身体上进行摩动，摩动时各指略微翘起，各指间和指掌关节稍稍屈曲，以腕力左右摆动；操作时可以两手交替进行。

运用摩法时，要注意肘关节自然屈曲、腕部放松，指掌自然伸直，动作要缓和而协调。摩法轻柔缓和，是胸腹、胁肋部常用的手法。若经常用摩法抚摩腹部及胁肋，可使人体气机通畅，起到宽胸理气、健脾和胃、增加食欲的作用。正如唐代孙思邈在《千金要方》所说："摩腹数百遍，则食易消，大益人，令人能饮食，无百病。"

3. 推法

推法是将手指或手掌着力于按摩部位，做单方向直线推动，多用于两臂两腿肌肉丰厚处，具有理气消滞的作用。注意单方向直线推进，压力平稳适中。临床上常用双手掌置于腋下肋骨上，手指指向前下方，似叉腰状，但位置要高，两手同时向前向下合推，做20次以上，以掌下有热感为度。可疏肝理气，对胁肋胀满、急躁易怒及头顶胀痛等效果较好。

4. 拿法

捏而提起谓之拿。用大拇指和食、中两指，或用大拇指和其余四指相对用力，在一定的部位和穴位上进行节律性地提捏。操作时，不可突然用力，用劲要由轻而重，动作要缓和而有连贯性。临床常配合其他手法用于颈项、肩部和四肢等部位。具有祛风散寒、开窍止痛、舒筋通络等作用。

5. 揉法

揉法是用手大鱼际或掌根，或拇指指腹着力于患部，微用力做旋转活动的推拿手法。具有消瘀去积、调和血行的作用，适用于局部痛点。揉法分单手揉和双手揉。对于像太阳穴等面积小的地方，可用手指揉法；对于背部面积大的部位，可用手掌揉法。如揉小腿处，可左手按在患者腿肚处，右手加压在左手背上，进行单手加压揉法。对于肌肉丰厚的小腿肚，则可使用双手揉法。

6. 捏法

捏法有三指捏和五指捏。三指捏是用大拇指与食、中两指夹住肢体，相对用力挤压；五指捏是用大拇指与其余四指夹住肢体，相对用力挤压。操作时动作要循序渐进，用力均匀而有节律性。捏法主要适用于头部、颈项部、四肢及背脊，具有舒筋通络、行气活血的作用。

7. 颤法

颤法又称振法，有掌振法和指振法两种。用手指或手掌着力于体表，前臂和手部的肌肉强力地静止性用力，产生振颤动作。用手指着力称指振法，用手掌着力称掌振法。操作时力量要集中于指端或手掌上，振动的频率较高，着力稍重，适用于全身各部位和穴位。具有祛瘀消积、和中理气、消食导滞、调节肠胃功能等作用。

8. 叩击法

叩击法是用拳背、掌根、掌侧小鱼际、指尖或用桑枝棒叩击体表的方法，可分为拳击法、掌击法、侧击法、指尖击法。运用拳击法注意手要握空拳，腕伸直，用拳背叩击体表；运用掌击法注意手指要自然松开，腕伸直，用掌根部叩击体表；运用侧击法注意手指要自然伸直，腕略背屈，用单手或双手小鱼际部击打体表；运用指尖击法注意指端应轻轻打击体表，如雨点下落。叩击法主要用于肌肉较丰厚的部位，如项、肩、背、腰、大腿、小腿等处。叩击的力量应先轻后重，再由重而轻。叩击的速度一般是先慢而后快。

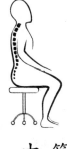

第五章
中医特色方，缓解颈肩腰背痛有疗效

所 谓中医特色方，包括酒疗、中药方剂、艾灸、刮痧等多种多样的方法，是在中医学理论指导下，或将药材、饮品等科学配伍，或用各种器具、手法达到健骨强身、防病止痛等目的特色方法。对症使用，可以从根本上提升身体抵抗力，或者消除原发病，缓解颈肩腰背痛。

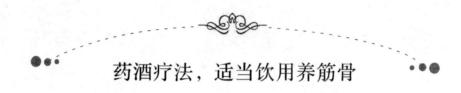

药酒疗法，适当饮用养筋骨

　　据古代中药书籍中记载，酒可以通血脉、养脾气、厚肠胃、祛寒气、润皮肤、行药势，因此，自古以来就有"酒为百药之长"的说法。酒中的乙醇能被人体内乙醇脱氢酶氧化成乙醛，然后再氧化为乙酸。这种氧化过程，可以促进体内的血液循环，使人体血流加快，脉搏加速，呼吸变快。

　　酒是用谷物和曲酿造而成的流质，其质清，味苦、甘、辛，性温，具有散郁滞、开瘀结、消饮食、通经络、行血脉、温脾胃、养肌肤的功用。因此，适量饮酒可以增加细胞活力，解除人体疲劳，增加体温，促进胃肠分泌，帮助消化等。此外，在糯米酒和葡萄酒中，还有一定的葡萄糖和微量元素，具有滋补健身的作用。把某些药物用"酒渍"，或"以酒为使"，来引导诸药迅速奏效。这就使酒与药有机地结合起来，形成了完整的药酒方。

风湿酒

　　原料：桑皮、熟地黄、马尾松子树根（鲜）、淫羊藿各80克，川乌（制）12克，细辛8克，活血藤、石南藤、麻黄、续断、桂枝、茄根、称钩风、白术（麸炒）各32克，侧柏叶（鲜）、皮子药各48克，苍术（麸炒）、附子（制）各24克，独活、川牛膝、秦艽各16克。

　　做法：以上21味，除鲜马尾松子树根、鲜侧柏叶切断，用白酒浸渍

30 天外，其余 19 味粉碎成粗粉，混匀，参照流浸膏剂与浸膏剂项下的渗滤法，用白酒作溶剂，浸渍 10～15 天后，缓缓渗滤 2 次，收集滤液，两次白酒用量共 80 毫升，另取蔗糖 600 克制成糖浆，待温，加入滤液内，再加鲜马尾松子树根等的浸渍液，搅匀，静置，滤过，灌装，即得。口服，1 次 15～20 毫升，1 日 2 次。

功效：祛风燥湿，通经活络。适用于四肢麻木，腰膝酸软，风湿关节疼痛。

禁忌：忌潮湿阴冷。

五加酒

原料：五加皮 32 克，曲 50 克，大米 100 克，当归、牛膝、地榆各 20 克，白酒 1000 毫升。

做法：先将五加皮、当归、牛膝、地榆入锅加水煎汁，用纱布过滤备用；将大米煮半熟沥干，和药汁混匀蒸熟，再拌以酒曲，入瓷瓶内，周围保温，待发酵后，酒甜可口即可服用。亦可将群药切碎浸泡于酒内 10 天后服用。每服 20～30 毫升，日服 2 次。

功效：壮筋骨，填精髓。适用于一切风湿痿痹及其造成的颈肩腰背痛。

禁忌：忌潮湿阴冷。

万年春酒

原料：红参、锁阳、淫羊藿、丹参、狗脊（制）、白术（麸炒）各 20 克，枸杞子 30 克，地枫皮、川牛膝各 15 克，玉竹 100 克，红花 40 克，酒 600 毫升。

做法：以上 11 味，酌予碎断，混匀，加入酒（52 度）浸泡 1 天后，循环提取 4 天，滤过，滤渣压榨，榨出液滤过，与上述滤液合并；取蔗糖 2400 克，加水 1200 毫升，加热溶解，滤过。将糖液和酒 14 升，加入上述提取液中，混匀，冷藏 12 小时，滤过，即得。口服，1 次 25～50 毫升，或随量饮服。

功效：补气健脾，益精滋肾，祛风活血，强壮筋骨。适用于气虚脾弱，腰膝酸软，风湿关节痛等。

禁忌：忌潮湿阴冷。

杜仲独活酒

原料：独活（去芦）、当归（切，焙）、川芎、熟干地黄（焙）各 25 克，杜仲（去皮，切，炒）、丹参各 50 克。

做法：上药研细用酒 5000 毫升，放入瓷瓶内浸，密封，以重汤煮 2～4 小时，取出候冷开封。每次温服 15～30 毫升，不拘时，常令如醉，不能饮酒者，酌量饮服。

功效：祛风胜湿，散寒止痛，滋阴养血，活血通络，壮腰补肾。适用于腰脚冷痹麻木疼痛。

禁忌：虚证患者慎用。

温补肝肾秦艽酒

原料：秦艽、牛膝、川芎、防风、桂心、独活、茯苓、薏苡仁各 30 克，杜仲、丹参各 240 克，侧子（炮裂去皮脐）、石斛（去梢黑者）、炮姜、麦门冬、地骨皮各 45 克，五加皮 150 克，大麻仁（炒）60 克，白酒 7500 毫升。

做法：将前 17 味细挫，入布袋，置容器中，加入白酒密封，浸泡 7～10 天后，过滤去渣，即成。口服，每次空腹温服 10～15 毫升，日服 2 次。

功效：祛风湿，补脾肾，活血通络。适用于肾劳虚冷干枯、忧患内伤、久坐湿地等导致的颈肩腰背痛。

禁忌：忌潮湿阴冷。

枸杞子根酒

原料：枸杞子根 250 克，白酒 1250 毫升。

做法：将上药碎细，布包，酒浸于净瓶中，封口，7 日后，滤渣使用。每日温饮 15 毫升，渐加至 20 毫升，不拘时候。酒尽后，再添酒，味薄即止。

功效：舒筋柔肝。适用于脚膝萎弱，体内久积风毒，肩膀胸背疼痛等。

禁忌：忌潮湿阴冷。

杞菊地冬酒

原料：枸杞子、甘菊花各 40 克，生地黄、麦冬各 30 克，冰糖 60 克，白酒 1200 毫升，凉开水 800 毫升。

做法：枸杞子、生地黄、麦冬捣碎，与甘菊花一起装入纱布袋中，封口。将药袋、白酒放入酒坛中，密封贮存，每日摇晃 1 次，15 日后启封，拿出药袋。冰糖放入锅中，加水适量，文火煮至溶化，晾凉，倒入酒坛中，加入凉开水搅拌均匀，过滤澄清即可。每次温服 10～20 毫升，1 日 2 次。

功效：补益肝肾，明目。适用于肝肾不足导致的腰膝酸软、眩晕、视物模糊、迎风流泪等。

禁忌：过敏体质者忌用。

当归酒

原料：当归 150 克，白酒 1875 毫升。

做法：当归入酒内浸泡，10 日后服用。每服 10～20 毫升，日服 2 次。

功效：活血通络。适用于筋骨萎弱造成的颈肩腰背痛。

禁忌：忌潮湿阴冷。

菖蒲酒

原料：石菖蒲 100 克，杜仲 30 克，牛膝 20 克，白酒 1500 毫升。

做法：将前 3 味切碎，置容器中，加入白酒，密封，浸泡 7 日后，过滤去渣，即成。口服，每次温服 10~20 毫升，日服 3 次。

功效：通血脉，调营卫，壮筋骨。适用于痹证、骨痿等及其造成的颈肩腰背痛。

禁忌：忌潮湿阴冷。

骨痛酒

原料：海风藤 600 克，木瓜 400 克，络石藤 600 克，香加皮 200 克，鸡血藤 600 克，槲寄生 600 克，白酒 1000 毫升。

做法：以上 6 味，粉碎成粗粉，用白酒作溶剂，浸渍 48 小时后，以每分钟 1~3 毫升的速度渗滤，收集滤液，静置，滤过即得。口服，1 次 15~30 毫升，1 日 1~2 次。

功效：祛风湿，通经络。适用于风湿性关节炎。

禁忌：忌贪凉饮冷。

石斛酒

原料：石斛 200 克，黄芪（去芦）、人参（去芦）、防风（去芦）各 75 克，朱砂（水飞）、杜仲（炒、去丝）、牛膝（酒浸）、五味子、白茯苓（去皮）、山茱萸、山药、草薢各 100 克，细辛（去苗）50 克，天门冬（去心）、生姜各 150 克，薏苡仁、枸杞子各 500 克。

做法：上药锉细，以生绢袋盛，用清酒 50 升，于甕中渍，7 日开。初次温服 15 毫升，1 日 2 次，渐加至 30 毫升为度。

功效：益气养阴，祛风利湿，调经通络。适用于腰脚疼痛。

禁忌：忌贪凉饮冷。

独活寄生酒

原料：独活、秦艽、白芍、牛膝、党参各 30 克，防风、川芎各 20 克，细辛 12 克，当归、生地、杜仲各 50 克，茯苓 40 克，甘草、肉桂各 15 克，醇酒 1800 毫升。

做法：将上药捣碎，用酒浸于净瓶中，密封口，14 日后开封，去渣备用。1 次 30 毫升，1 日 1 次。

功效：益肝肾，补气血，祛风湿，止痹痛。适用于风寒湿痹，关节疼痛，屈伸不利，腰膝酸痛，肢体麻木等。

禁忌：忌贪凉饮冷。

葱子酒

原料：葱子 20 克，杜仲（去粗皮，微炙黄）20 克，牛膝 20 克，仙灵脾 15 克，乌蛇（酒浸去骨，炙微黄）30 克，石斛 20 克，制附子 20 克，防风 20 克，肉桂 20 克，川芎 15 克，川椒（去目及闭口者，微炒，去汗）15 克，白术 20 克，五加皮 20 克，炒枣仁 20 克。

做法：上药 14 味，共捣碎，置于净瓶中，用酒 1.5 升浸之，封口，经 7 日后开取，去渣备用。每次饭前，温饮 15~30 毫升。

功效：健脾补肾，温经止痛。适用于肾虚腰膝疼痛，累及腿足，腰脊拘急，俯仰不利。

禁忌：忌贪凉饮冷。

独活当归酒

原料：独活、杜仲、当归、川芎、熟地、丹参各 30 克，酒 1200 毫升。

做法：将上药碎细，用酒浸于净瓶中，密封，近火煨，1 日夜后候冷即可饮用。1 日 2 次，1 次温服 30 毫升。

功效：祛风活血，壮腰通络。适用于风湿性腰腿疼痛。

禁忌：忌贪凉饮冷。

补血壮骨酒

原料：淫羊藿、巴戟天各 25 克，鸡血藤 50 克，白酒 500 毫升。

做法：将前 3 味切碎，置容器中，加入白酒，密封，浸泡 20 日后，过滤去渣，即成。每次服 10～15 毫升，日服 2 次。

功效：补肾强筋，活血通络。适用于肢体麻木、风湿痹痛、跌打损伤以及其导致的腰腿肩背痛等。

禁忌：忌贪凉饮冷。

络石藤酒

原料：络石藤、骨碎补各 60 克，仙茅、川萆薢、白术、黄芪、玉竹、枸杞子、山萸肉、白芍、木瓜、红花、牛膝、川续断、杜仲各 15 克，狗脊、大生地、当归身、薏苡仁各 30 克，黄酒 2500 毫升。

做法：将前 19 味切薄片，入布袋，置容器中，加入黄酒，密封，隔水加热半小时，浸泡数日，过滤去渣，即成。口服，每次服 10～15 毫升，不可过服，日服 1～2 次。

功效：补肝肾，益气血，祛风湿，舒经络。适用于肝肾不足、脾虚血弱、风湿性肢体麻木、疼痛、腰膝酸软、体倦身重等。

禁忌：忌贪凉饮冷。

肩痛调中解凝酒

原料：黄芪、炒白术、当归各 10 克，川木瓜、陈皮、川芎、川牛膝各 9 克，青皮、广木香、丁香、白蔻仁、茯苓、白芍各 6 克，秦艽 8 克，羌活 5 克，白冰糖 180 克，白酒 500 毫升。

做法：上药为粗末，浸渍于白酒中，夏天 5 日，冬天 10 日，滤去渣，取上清液。每次服 10 毫升，每日服 2 次，饭后温服，15 日为 1 个疗程，一般服 2~3 个疗程。

功效：调补脾胃，活血养血，散寒祛湿化痰。适用于肩周炎，肩臂痛。

禁忌：妊娠、经期忌用。

舒筋活血颈椎酒

原料：续断 25 克，骨碎补、鸡血藤、威灵仙各 20 克，川牛膝、鹿角霜、泽兰叶各 15 克，当归、葛根各 10 克，白酒 1000 毫升。

做法：将上药共研为粗末，用纱布袋装，扎口，白酒浸泡。14 日后取出药袋，压榨取汁，将榨取液与药酒混合，静置，过滤后即得，装瓶备用。口服，每次服 20 毫升，日服 2 次。

功效：补肝肾，强筋骨，舒筋活血。适用于颈椎病以及其导致的颈肩疼痛。

禁忌：妊娠、经期忌用。

羌活防风酒

原料：羌活、防风各 30 克，当归 15 克，赤芍、姜黄、黄芪各 20 克，炙甘草 10 克，白酒 1000 毫升。

做法：将上药共研为粗末，纱布袋装，扎口，白酒浸泡。14 日后取出药袋，压榨取液，将榨取液与药酒混合，静置，过滤即得，装瓶备用。每次服 20 毫升，日服 2~3 次。

功效：祛风胜湿，益气活血。适用于颈椎病以及其导致的颈项、肩臂疼痛、肢麻不适或头昏目眩等。

禁忌：妊娠、经期忌用。

凤仙花酒

原料：凤仙花 200 克，黄酒 600 毫升。

做法：凤仙花焙干研末，浸入黄酒中，摇匀即成。1次服用15毫升，1日2次。

功效：通经活络，活血消肿。适用于慢性风湿性关节炎、风湿性腰痛。

禁忌：妊娠、经期忌用。

桃花糯米酒

原料：桃花100克，糯米酒1000毫升。

做法：桃花洗净，晾干，放入糯米酒中，密封贮存，每日摇晃1次，5～7日即成。1次服用20～30毫升，1日2～3次。

功效：活血化瘀，利水消肿。适用于风湿腰痛。

禁忌：不宜久服，妊娠忌用。

 小贴士

1. 中药材类别很多，但不是所有的药材都适合浸泡药酒，如植物药马钱子、乌头、雷公藤等有毒性的药材，内服不慎会导致死亡；矿物类药物有效成分不但很难用酒浸泡出来，而且部分矿物药还含有有毒成分，如含汞的轻粉、含铅的铅丹、含砷的砒霜等矿物质，均禁止泡酒。

2. 选用道地药材，千万别因贪图便宜而购买假冒伪劣药材。所用的药酒方一定要经过专业的医生指导，切忌千人用一方，必须要确定适合自己再进行泡制。

3. 药酒的最佳服用量在1汤匙左右，即15～20毫升，不要过量饮用，一般每天不得超过100毫升。通常应在饭前或睡前服用，一般佐膳饮用，以使药性迅速吸收，较快地发挥治疗作用。同时药酒以温饮为佳，以便更好地发挥药性的温通补益作用，迅速发挥药效。

4. 饮酒及服用药酒后切忌服用巴比妥类中枢神经抑制药，精神安定剂氯丙嗪、异丙嗪、奋乃静、安定、氯氮䓬和抗过敏药物氯苯那敏、赛庚啶、苯海拉明等，单胺氧化酶抑制剂，抗凝血药，阿司匹林，磺胺类药物。除此之外，糖尿病、心血管疾病、高血压病患者服药期间不可饮酒或饮用药酒。

5. 在储存得当的情况下，一般优质药酒以储藏 4 ~ 5 年为最佳。如果继续长期储存，到了一定程度就会使乙醇浓度下降，酒味变淡，香气消失，药效也会受到影响。若出现大量沉淀物或已酸败变质，则绝对不能再饮用。

6. 由于药酒以酒泡制而成，对酒有禁忌的人同样不宜服用药酒，如肝病、高血压病、冠状动脉粥样硬化性心脏病、中风、骨折、皮肤病患者以及对乙醇过敏的人、孕妇、哺乳期女性等。

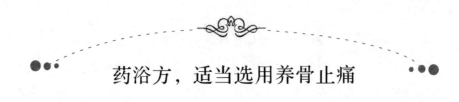

药浴方，适当选用养骨止痛

药浴历史悠久，属于传统中医疗法中的外治法之一，在我国最早的医方《五十二病方》中就有治婴儿癫痫的药浴方，《黄帝内经》中也有"其受外邪者，渍形以为汗"的记载。

药浴不同于一般的洗浴，其是以中医基础理论为指导，按照辨证论治的原则，选药组方，进行浴洗的方法。具有疏通经络、活血化瘀、祛风散寒、清热解毒、消肿止痛、调节阴阳、协调脏腑、通行气血、美容抗衰、濡养全身等养生功效。药浴包括全身浴和某些部位的浴洗。本节主要介绍除足部以外的药浴。

西医学研究认为，皮肤是人体最大的器官，具有防御、分泌、吸收、渗透、排泄、感觉等多种功能。药浴就是利用了皮肤吸收、渗透的功能。药浴中药物有效成分可以通过皮肤的吸收，渗透入相应的组织器官内部，起到调理治疗作用。

药浴因为药物不经胃肠破坏，直接作用于皮肤，并通过皮肤吸收进入组织血液，能更迅速地到达相应组织，比内服见效更快，减少了药物对胃肠道的刺激，患者感觉也更舒适。而且药浴不用经过肝脏的首过效应，也不会增加肝脏的负担，因此药浴被称为"绿色疗法"，得到越来越多人的青睐。

中药浴是根据中医辨证，将选择的中草药煎成汤液，稀释后进行沐浴的一种水疗方法，具有操作简单、廉价无痛苦的优点。只要在医生指导下选对药、按正确的方法使用，相对而言安全可靠，能避免其他给药途径所引起的毒副反应，便于患者实施自我药疗。

药浴在骨骼疾病方面有着明显的治疗优势，下面介绍的这些药浴方，可以缓解关节疼痛、颈肩腰背痛等，起到整体养骨保健的作用。

风湿疼痛方

处方：羌活、独活、五加皮、当归各 80 克。

用法：煎水洗浴。洗浴时，水温可略高一些，以皮肤能忍受为度。

功效：疏风散寒，除湿止痛。用于外感风寒湿等邪气所致的关节疼痛、酸重及全身不适等症。

关节疼痛方

处方：丝瓜络、海风藤、千年健、桑枝、五加皮、透骨草、虎杖各 12 克。

用法：上药煎煮两次，合并药汁倒入浴盆中洗浴。水温应该保持在 45℃~50℃左右，每天洗浴 1 次，每次浸沐擦浴 30 分钟左右为宜。

功效：祛风除湿，通经活络，活血止痛。适用于腰背部以及各个大关节的风湿或劳损疼痛。

骨质增生药浴

处方：桑寄生、骨碎补、透骨草、威灵仙、穿山甲、土鳖虫、防风、白芍、当归各 30 克。

用法：上药加水煎煮两次，合并药汁倒入浴盆，加入热水洗浴，水温以 45℃左右为宜。每日 1~2 次。

功效：补肾强筋，温经通络，活血化瘀，缓急定痛。用于骨质增生症以及其所导致颈肩腰背痛。

乌头散浴洗方

处方：乌头（生用不去皮）、木鳖子（去壳）、白芥子、鳖甲各 30 克，杏仁（生用）40 克。

用法：将上药研为粗末，加水 3000 毫升，煎数沸去渣，趁热浴洗患处，冷后加热再用。

功效：温经散寒，化瘀通络，祛痰止痛。用于顽痹及筋骨疼痛挛急。

蠲痹方

处方：生川乌、生草乌、透骨草、莪术、制乳香、制没药、威灵仙、桑寄生、皂角刺各 15 克，生马钱子、细辛、仙灵脾各 10 克，酒白芍 20 克，制南星 12 克。

用法：将上药研细末装入布袋内，用适量清水浸泡 1 小时，文火煎 50 分钟，制成溶液。将患病部位浸泡在药浴液中，略加活动。然后再将药渣袋趁热外敷患处，每天治疗 1~2 次。1 剂药可使用 2 天，一般 10 天为 1 个疗程。

功效：温经散寒，活血通络，蠲痹止痛。用于类风湿性关节炎、风湿性关节炎等。临床上可以此方为基本方随症加减。若关节红肿灼热疼痛，加忍冬藤、络石藤、生地黄、黄柏，并减少川、草乌之用量；关节酸痛，游走不定，加防风、羌活、独活；痛有定处，疼痛剧烈，加大川、草乌用量，并加桂枝、海风藤；肢体酸痛重着，肌肤不仁，加炒苍术、厚朴、豨莶草、海桐皮；痹证历时较久，反复发作，关节僵硬变形，加穿山甲、白花蛇等。

筋骨酸痛方

处方：干马齿苋 500 克或湿马齿苋 1000 克，五加皮 250 克，苍术 200 克。

用法：取马齿苋、五加皮、苍术捣碎，以水煎汤洗足。

功效：祛风利湿、舒筋止痛。用于筋骨酸滞、疼痛，遇风寒湿加重者。

 小贴士

1. 中药药浴是基于中医理论的一种外治法，其选药组方要遵循中医辨证论治的原则，不可盲目自行选药组方，使用方法谨遵医嘱。

2. 水温根据病症的不同也有所不同，总体以不超过43℃为宜。

3. 洗浴时间不可太长，尤其是全身热水浴，不要超过20分钟。此外，饭前、饭后半小时内不宜进行全身药浴。饭前药浴，由于肠胃空虚，洗浴时出汗过多，易造成虚脱。饭后立即药浴，可造成胃肠或内脏血液减少，血液趋向体表，不利消化，可引起胃肠不适，甚至恶心呕吐。临睡前不宜进行全身热水药浴，以免兴奋后影响睡眠。

4. 患有心脏病、高血压病、糖尿病、肺气肿的患者及妊娠期或经期女性不宜进行药浴。

5. 身体有任何疮疖、破溃处者不要进行药浴。

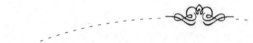

足浴方，泡脚也能防治颈肩腰背痛

"人之有脚，犹似树之有根，树枯根先竭，人老脚先衰"，足部是运行气血、联系脏腑、沟通内外上下经络的重要起止部位，足三阳经与足三阴经均交接于此，足部有内脏及全身反射区，与全身脏腑组织具有密切联系，被誉为"人体的第二心脏"。

俗话说得好，"热水泡脚，如吃补药；中药泡脚，胜吃补药""天天吃只羊，不如中药泡脚再上床"。医学经典也说："春天泡脚，升阳固脱；夏天泡脚，除湿去暑；秋天泡脚，肺腑润育；冬天泡脚，藏精温肾。"所以，泡脚不止在现代越来越受到重视，在古代人们也把泡脚作为一种有效的养生保健方式。

足浴即泡脚，分足热水浴和足药浴。本节主要介绍足药浴。足药浴疗法是指选择适当的药物、水煎后兑入温水，进行泡脚，让药液离子在水的温热作用和机械作用下通过黏膜吸收和皮肤渗透进入人体血液循环，进而输布到人体的全身脏腑，达到防病、治病目的的一种外治法。

足浴的适应证比较广泛，适于内科、外科、儿科、妇科及皮肤科，也可用来保健益寿、美容洁肤。足浴具有促进足部及全身血液循环、新陈代谢、活血通络作用，所以适于痹证、风湿性关节炎、类风湿性关节炎、脑卒中后遗症、四肢厥冷、血栓闭塞性脉管炎、闭经、小儿麻痹后遗症等患者使用。除此之外，足浴还能明显地消除疲劳，改善睡眠，治疗神经官能症。对于各种颈椎病，足浴也有辅助治疗的作用。长期低头工作容易患颈椎病的患者，可以通过经常足浴来预防颈椎病的发生。

骨质增生方

处方：全蝎 15 克，蜈蚣 10 条，透骨草 50 克，桂枝、没药各 10 克，虎杖 30 克，红花 20 克。

用法：上药加水 1500 毫升，浸泡 1 小时，用武水煎开 20 分钟，去渣后混入蒸汽足浴盆浸泡双足 30 ~ 40 分钟，每日睡前 1 次，10 次为 1 个疗程。

功效：搜风活络，活血止痛。用于骨质增生导致的关节疼痛、颈肩腰背痛。

温经散寒方

处方：老姜、牛藤、秦艽、独活、徐长卿、川椒各 30 克，肉桂 20 克，红花 15 克。

用法：上药用纱布裹好，水煮 50 分钟，待水温下降至 40℃左右，用蒸汽足浴盆浸泡 30 分钟。

功效：温经散寒，祛湿止痛。用于腰腿痛偏寒湿型者。

风湿性关节炎方

处方：苦参、苍术、川椒、防风、荆芥各 15 克，黄柏 12 克，甘草 6 克，当归、牡丹皮各 20 克。

用法：上药加水煎煮 40 分钟左右，倒入洗脚盆，先熏蒸脚部，待水温合适后再泡脚 30 分钟，水凉可重复加热。每日 1 次。

功效：温阳散寒，祛风通络，活血止痛，强筋健骨。适用于风湿性关节炎、腰腿痛。

祛风湿方

处方：甘草、威灵仙各500克。

用法：上药水煎，泡脚40分钟以上，水温以能忍受为度，可重复加热以保持水温，泡至汗出为宜。每日1次，连用7天。

功效：除湿止痛。用于风、寒、湿等外邪侵袭而致的周身困重，肌肉关节疼痛、酸沉、麻木，嗜卧等。

 小贴士

1. 足部有溃烂、出血或患传染性皮肤病时不宜按此法保健。

2. 女性月经期、怀孕期不可使用任何足浴方进行足浴。

3. 患有较严重的心脏病、高血压病、糖尿病的人应禁用或慎用此方法。

艾灸，温暖舒适赶走颈肩腰背痛

灸法的起源，可追溯至远古时期，艾灸疗法是中国最古老的医术之一。

艾叶味辛，性温热，入肝、脾、肾经，具有温通经络、驱逐寒湿、调理气血、止血等作用。艾灸，是用艾绒制成的艾炷或艾卷，在体表的穴位上烧灼、温熨、熏灸，借助灸火的温热作用和药物作用，通过经络腧穴的传导，以温通经络、扶正祛邪，达到防病治病、延年益寿的养生保健作用的一种方法。正如《扁鹊心书》说："人于无病时，长灸关元、气海、命门、中脘。虽不得长生，益可得百年寿。"

艾灸方式

艾灸方式有多种，常用的有直接灸和隔物灸。直接灸即将艾炷直接放在穴位皮肤上燃烧的一种方法。根据刺激量的大小和瘢痕形成与否分为瘢痕灸和无瘢痕灸。若施灸时需将皮肤烧伤化脓，愈后留有瘢痕者，称为瘢痕灸；若不使皮肤烧伤化脓，不留瘢痕者，称为无瘢痕灸。瘢痕灸患者较痛苦，现在多不用。间接灸，又称隔物灸，指艾炷与穴位皮肤之间用生姜、大蒜、药饼等物品垫隔开的一种灸法。这种灸法既可利用灸法本身的作用，又能发挥间隔物的药理作用，临床上多被采用。间接灸的种类很多，其名称通常随所垫隔的物品而定，如隔姜灸、隔蒜灸、隔盐灸、隔药饼灸等。

艾灸材料

艾灸的主要材料为艾绒，艾绒是由艾叶加工而成。艾叶采后制成艾绒，一般先放置1年后再用，称为"陈年艾绒"。艾绒可制成艾炷、艾卷应用。艾炷是用适量艾绒置于平底磁盘内，用食、中、拇指捏成圆柱状即为艾炷。注意艾绒捏压不要太松。根据需要，艾炷可制成拇指大、蚕豆大、麦粒大3种，分别称为大、中、小艾炷。艾灸时燃烧一炷即称一壮。

艾卷是将适量艾绒用双手捏压成长条状，软硬要适度，以利炭燃为宜，然后将其置于宽约5.5厘米、长约25厘米的桑皮纸或纯棉纸上，再搓卷成圆柱形，最后用面浆糊将纸边黏合，两端纸头压实，即制成长约20厘米，直径约1.5厘米的艾卷。

在间隔灸时，需要选用不同的间隔物，如鲜姜片、蒜片、蒜泥、药饼等。艾灸间隔物在施灸前均应先备齐。其制作方法根据材料和应用方式不同，做法也不同。如姜片、蒜片，可将鲜姜、蒜洗净后切成约2~3毫米厚的薄片，并在姜片、蒜片中间用毫针或细针刺成筛孔状，以利灸治时导热通气。对于蒜泥、葱泥、蚯蚓泥等均应将其原料洗净后捣烂成泥，用时根据需要捏成相应的厚度和形状。药饼则先将药物捣碎碾轧成粉末后，用黄酒、姜汁或蜂蜜等调和后塑成薄饼状，根据需要可在中间刺出筛孔后应用。

艾灸防治颈肩腰背痛

艾灸有温经通阳、散寒除湿、活血止痛、调和脏腑、扶正祛邪等多方面的作用。可用于治疗内、外、妇、儿科等多科疾病，应用范围很广，但总的来说，以治疗外感风寒湿邪，或内伤偏寒性疾病为主，也可治疗偏热性病。

防治颈椎病 取阿是穴、大椎穴、肩井穴、风池穴、肩贞穴、合谷穴、足三里穴。艾柱隔姜灸，每次取穴 3～6 个，每穴灸 1 壮，每日 1 次，连灸 10 天。

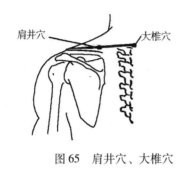

图 65　肩井穴、大椎穴

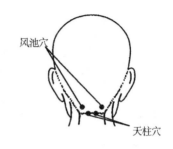

图 66　风池穴、天柱穴

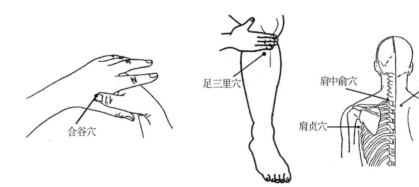

图 67　合谷穴、足三里穴、大杼穴、肩贞穴、肩中俞穴

　　图注：肩井穴位于大椎与锁骨肩峰端连线的中点。大椎穴位于第 7 颈椎棘突下凹陷中，后正中线上。风池穴在颈后部，当枕骨之下，胸锁乳突肌上端与斜方肌上端之间的凹陷处。天柱穴在颈部，大筋（斜方肌）外缘之后发际凹陷中，约当后发际正中旁开 1.3 寸。合谷穴在手背，第 1、2 掌骨间，当第 2 掌骨桡侧中点处。足三里穴在小腿外侧，犊鼻下 3 寸，犊鼻与解溪连线上。大杼穴在背部，第 1 胸椎棘突下，后正中线旁开 1.5 寸。肩贞穴位于肩关节后下方，腋后纹头上 1 寸。肩中俞穴在背部，当第 7 颈椎棘突下，后中线旁开 2 寸。

　　防治落枕　取阿是穴、天柱穴、大椎穴、肩中俞穴、大杼穴。艾条悬灸，每穴灸 10～15 分钟，或艾炷灸，每日 1 次。

防治腰腿痛 取肾俞穴、大肠俞穴、环跳穴、风市穴、秩边穴、阳陵泉穴、委中穴、承山穴、悬钟穴。用艾柱隔姜灸，每次取穴3~6个，每穴灸1壮，每日1次，连灸7天。

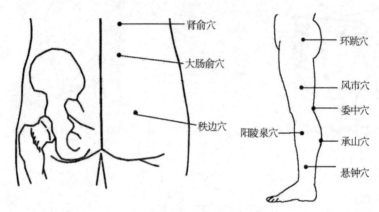

图68 防治腰腿痛的穴位

图注：肾俞穴在腰部，第2腰椎棘突下，后正中线旁开1.5寸。大肠俞穴在腰部，当第4腰椎棘突下，后正中线旁开1.5寸。秩边穴在骶部，横平第4骶后孔，骶正中嵴旁开3寸。环跳穴位于股骨大转子最高点与骶管裂孔连线的外1/3与内2/3的交点处。风市穴在大腿外侧部的中线上，直立时，当腘横纹水平线上7寸，或手下垂于体侧，中指尖所到处。委中穴位于腘横纹中点。承山穴在小腿后侧，腓肠肌两肌腹与肌腱交角处。悬钟穴在小腿外侧，外踝尖上3寸，腓骨前缘。阳陵泉穴在小腿外侧，当腓骨头前下方凹陷处。

防治腰痛 取委中、肾俞、阳陵泉、腰阳关、志室、阿是穴。艾条悬灸，每穴5~10分钟，每日1次。

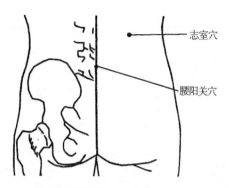

志室穴

腰阳关穴

图 69　腰阳关穴、志室穴

图注：腰阳关穴在脊柱区，第4腰椎棘突下凹陷中，后正中线上。志室穴位于第2腰椎棘突下，后正中线旁开3寸。

 小贴士

1. 女性妊娠期间，小腹及腰骶部不宜施灸。高热、急性化脓性疾病和里实热证，一般不宜施灸。

2. 艾灸时要掌握好热量，防止烫伤，尤其对局部皮肤知觉减退及昏迷患者。

3. 灸后起疱者，不要擦破，尽量自然吸收，同时要避免感染，必要时可涂抹消毒液以防感染。

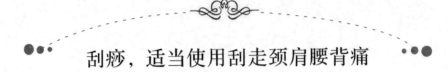

刮痧，适当使用刮走颈肩腰背痛

刮痧是以中医经络腧穴理论为指导，借助特制的刮痧器具及介质，运用一定的手法，在体表相应部位进行反复刮动、摩擦，至皮肤局部出现红色粟粒状或暗红色出血点等变化，以达到调和阴阳、扶正祛邪、疏通经络作用的一种防治疾病方法。由于刮痧简单、方便、廉价且有效，在民间被广泛应用。

刮痧器具

刮痧器具可选择牛角、玉石、砭石、木质等多种，器具的形状也多种多样，具体运用要根据选择刮痧的部位选择相应形状的器具。

刮痧方法

刮痧方法常用的有平刮、竖刮、斜刮及角刮 4 种。平刮用刮板的平边，在刮拭部位上按一定方向进行大面积地平行刮拭。竖刮用刮板的平边，在刮拭部位上按竖直上下进行大面积地平行刮拭。斜刮用刮板的平边，在刮拭部位上进行斜向刮拭，主要适用某些不能进行平、竖刮的部位。角刮用刮板的棱角或边角，在刮拭部位上进行较小面积或沟、窝、凹陷地方的刮拭。

刮痧疗法分为补法、泻法和平补平泻法。补和泻与刮拭力量的轻重、速度的快慢、时间的长短、刮拭的长短、刮拭的方向有关。一般来说，刮拭顺经脉循行方向，速度较慢，刺激时间短，作用浅，或者刮拭时间较长的轻刺激，对皮肤、肌肉、细胞有兴奋作用，能促进人体生理功能的为补法。而逆经脉循行方向刮拭，刺激速度较快，时间长，作用深，对皮肤、肌肉、细胞有抑制作用，降低人体生理功能的操作方法为泻法。

刮痧防治颈肩腰背痛

由于人体可以刮痧的部位很多，刮痧可以治疗的疾病种类也很多，如感冒、发热、中暑、头痛、肠胃病、落枕、肩周炎、腰肌劳损、肌肉痉挛、风湿性关节炎等病症治疗效果较好。常用的刮痧部位有第 7 颈椎上、下、左、右 4 处，喉骨两旁，两臂弯，两腿弯，脊椎两旁，前胸肋骨间，后背肋骨间，两足内外踝后的足跟肌腱处，左右肋下肝脾区，以及两肩胛冈上和冈下等处。

防治颈椎病 取风池、肩井、天柱、大椎、昆仑穴。用泻法，先刮肩颈部的风池、肩井、天柱、大椎，再刮足部昆仑穴。

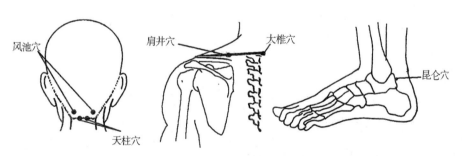

图 70 风池穴、天柱穴、肩井穴、大椎穴、昆仑穴

图注：风池穴在颈后部，当枕骨之下，胸锁乳突肌上端与斜方肌上端之间的凹陷处。天柱穴在颈部，大筋（斜方肌）外缘之后发际凹陷中，约当后发际正中旁开 1.3 寸。肩井穴位于大椎与锁骨肩峰端连线的中点。大椎穴位于第 7 颈椎棘突下凹陷中，后正中线上。昆仑穴在外踝后方，外踝尖与跟腱之间的凹陷处。

防治落枕 取大椎、天柱、肩外俞、悬钟、后溪、列缺、阿是穴。用泻法，先刮肩颈部的大椎、天柱、肩外俞、阿是穴，再刮后溪、列缺，最后刮悬钟穴。

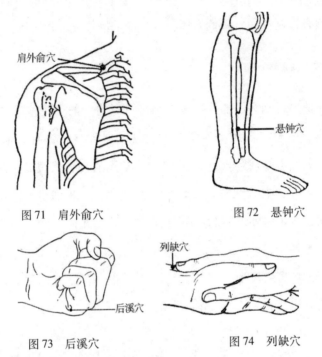

图 71 肩外俞穴　　　　　　　图 72 悬钟穴

图 73 后溪穴　　　　　　　图 74 列缺穴

图注：肩外俞穴在背部，当第 1 胸椎棘突下，旁开 3 寸。悬钟穴在小腿外侧，外踝尖上 3 寸，腓骨前缘。后溪穴位于微握拳，第 5 指掌关节后尺侧的近侧掌横纹头赤白肉际处。列缺穴以左右两手虎口交叉，一手食指押在另一手的桡骨茎突上，当食指尖到达之凹陷处。

防治肩周炎 风寒阻络型，取肩髃、肩贞、臂臑、曲池、外关、手三里、阿是穴。用泻法，先刮肩部的肩髃、肩贞，再刮上臂三角肌下臂臑穴，然后刮上臂的曲池、手三里、外关。气血瘀滞型，取肩髃、肩髎、阿是穴、阳陵泉穴。用泻法，先刮肩部的肩髃、肩髎、阿是穴，再刮下肢阳陵泉穴。

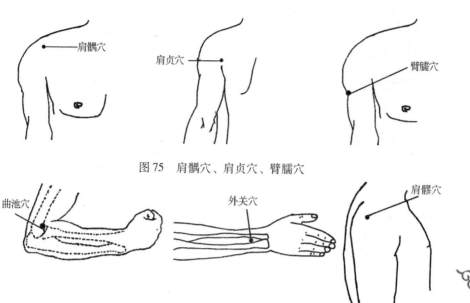

图 75 肩髃穴、肩贞穴、臂臑穴

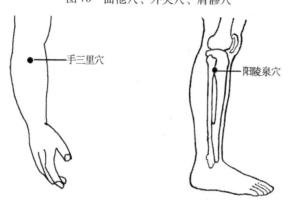

图 76 曲池穴、外关穴、肩髎穴

图 77 手三里穴、阳陵泉穴

图注：肩髃穴在肩峰前下方，当肩峰与肱骨大结节之间的凹陷处。肩贞穴位于肩关节后下方，腋后纹头上 1 寸。臂臑穴位于臂外侧，三角肌止点处，当曲池与肩髃连线上，曲池穴上 7 寸。曲池穴位于尺泽与肱骨外上髁连线的中点处。外关穴位于腕背横纹上 2 寸，尺桡骨之间。肩髎穴在肩部，肩髃后方，当臂外展时，于肩峰后下方呈现凹陷处。手三里穴在前臂，在阳溪与曲池连线上，肘横纹下 2 寸。阳陵泉穴在小腿外侧，当腓骨头前下方凹陷处。

小贴士

1. 刮痧虽好，但并不适合所有人，如孕妇、白血病患者、血小板减少人群、皮肤过敏严重者、皮肤病患者、心脏病患者、肝肾功能严重不足者等都不适合刮痧。

2. 醉酒、过度疲劳、饥饿、过饱等状态下，不适合刮痧。

3. 刮痧时要注意保暖避风寒，及时补充水分，两次刮痧之间要有一定时间间隔，以前一次痧退为本次刮痧时间为好。

要点须知：常吃养骨强身的食材， 吃走颈肩腰背痛

中医学很早就认识到食物不仅能给人体提供营养，还能防病治病。张锡纯在《医学衷中参西录》中曾指出食物"患者服之，不但充饥，并可疗病"。食疗是利用食物来调养人体各方面的功能，获得健康或防治疾病的一种方法。食疗是一种长远的养生行为，不仅安全、方便，而且效果明显、稳定。

通过食疗的方法强化骨骼、肌肉和韧带，可以从很大程度上防治颈肩腰背痛。所谓食疗养骨骼、肌肉和韧带，就是通过调整饮食结构，调养骨骼系统，促进健康的方法。可以养骨强身的食物种类很多，下面主要介绍部分方便易取、经济实惠又有效的食物。

1. 谷物类

（1）黑米　味甘、性温，入脾、胃、肾经。具有益气补血、暖胃健脾、滋补肝肾、聪耳明目的功效。适用于须发早白、产后病后体虚、肾虚腰腿酸软或脾胃虚弱食欲不振者。

现代研究表明，黑米含有丰富的蛋白质、淀粉、脂肪、多种维生素及钙、磷、铁、镁、锌等矿物质和天然黑色素，并含有人体不能自然合成的多种氨基酸及矿物质。

（2）芝麻　味甘、性平，入肝、肾、肺、脾经。具有补血明目、祛风润肠、生津通乳、益肝养发、健骨强体、抗衰老的作用，适用于身体虚弱、头晕耳鸣、须发早白或萎黄、大便燥结、乳少等症。

现代研究表明，芝麻含有大量的脂肪和蛋白质，还有糖类、维生素 A、维生素 E、卵磷脂、钙、铁、铬等营养成分，属于营养丰富的长寿之品。

（3）粳米　味甘、性平，入脾、胃经，具有补中益气、健脾养胃、生津止渴、益精强志、壮筋骨等作用。可用于脾胃虚弱、烦渴、营养不良、

病后体弱等病症。

现代研究表明，粳米含有人体必需的淀粉、蛋白质、脂肪、维生素 B_1、维生素 B_2、烟酸、维生素 C 及钙、磷、铁等营养成分，可以提供人体所需的营养、热量。

（4）紫米　味甘、性温，入脾、肾、肺经。具有健脾养胃、补肾强骨、益气生津止汗的作用。用于脾胃虚弱、中气不足者，也可用于肝肾虚引起的头晕耳鸣、腰膝酸软等，还可用于产后身体虚弱、乳少等。

现代研究认为，紫米中含有丰富蛋白质、多种氨基酸、脂肪、赖氨酸、核黄素、维生素 B_1、叶酸等多种维生素，以及钙、铁、锌、硒、磷等人体所需微量元素，可防治贫血，促进发育，强健骨骼，提高人体免疫力。

（5）黑芝麻　味甘、性平，归肝、肾、大肠经。具有补肝肾、润五脏、益精血、滋阴润肠、通血脉、润肌肤、通乳等功效。可用于肝肾精血不足导致的头晕眼花、须发早白、阳痿、腰酸腿软、耳鸣，血虚津亏导致的肠燥便秘或老年习惯性便秘，也可用于久病咳嗽，咽干不适等症。《神农本草经》曰："主伤中虚，补五内，益气力，长肌肉，填脑髓。"《本草备要》曰："补肝肾，润五脏，滑肠。"

现代研究认为，黑芝麻含有脂肪油，并且大部分是不饱和脂肪酸，同时含有丰富的卵磷脂、叶酸、烟酸、蔗糖、蛋白质及多量的钙、铁、磷、脂溶性维生素 A、维生素 D、维生素 E 等。具有健脑益智、改善和增强记忆力、润肤养颜、乌发、延年益寿的作用，并能抑制胆固醇，阻止动脉硬化，防治心脑血管病。

（6）黑豆　味甘、性平，归脾、肾经。具有健脾消肿下气、补肾益阴明目、补血安神、活血祛风除痹、乌发、解毒、延年益寿的作用。可用于脾虚水肿胀满、风毒脚气、黄疸浮肿、风痹痉挛、产后风、口噤、痈肿疮毒，食物、药物中毒，盗汗以及须发早白等症。食物中毒或药物中毒均可用黑豆汁与甘草煎汤喝来解毒。

现代研究表明，黑豆含有蛋白质、脂肪、维生素、微量元素等多种营养成分，同时又有黑豆色素、黑豆多糖和异黄酮等多种生物活性物质。具有降低血脂，预防心血管疾病，促进肠胃蠕动，预防便秘，抗衰老，减肥等功效。

（7）蚕豆　味甘、性平，入脾、胃经。可补中益气，健脾益胃，利湿消肿，止血降压，涩精止带。用于中气不足、倦怠少食、高血压病、咯血、衄血、女性带下等病症。

现代研究认为，蚕豆中含有调节大脑和神经组织的重要成分钙、锌、锰、磷脂等，并含有丰富的胆石碱，能促进钙吸收，有助于人体骨骼的生长发育，并有增强记忆力的健脑作用。

（8）刀豆　味甘、性温且平，归脾、胃、肾经。具有温中下气、利肠胃、止呕吐、补肾补元气等功效。用于虚寒呃逆、呕吐、胃痛、肾虚、腰痛等症。刀豆壳有通经活血、止泻的作用。可用于腰痛、久痢、闭经。刀豆植物的根能散瘀止痛，可用于跌打损伤、腰痛。

现代研究认为，刀豆能促进人体内多种酶的活性，从而增强身体免疫力，并有抗肿瘤的作用。

2. 蔬菜类

（1）油菜　味甘、性凉，入肝、脾、肺经。具有活血化瘀、解毒消肿、宽肠通便、强身健体、抗癌等功效。

现代研究认为，油菜含有大量胡萝卜素和维生素 C，有助于增强人体免疫能力。油菜所含钙量在绿叶蔬菜中为最高，一个成年人一天吃 500 克油菜，其所含的钙、铁、维生素 A 和维生素 C 即可满足生理需求。特别适宜患口腔溃疡、口角湿白、齿龈出血、牙齿松动、瘀血腹痛、癌症患者食用。

（2）山药　味甘、性平，入肺、脾、肾经。具有益气养阴、补脾肺肾、固精止带的作用，常食能增强人体免疫力，延缓衰老等。山药具有"补气而不滞，养阴而不腻"的特性，临床上常用于治疗脾胃虚弱、食少体倦、泄泻便溏、肾亏遗精、带下、尿频、消渴及肺虚痰嗽久咳等症。

《神农本草经》将其列为"补虚、除寒、长肌肉、久食耳目聪明"的上品。《本草求真》曰："入滋阴药中宜生用，入补脾肺药宜炒黄用。"还指出："本属食物，气虽温而却平，为补脾肺之阴。是以能润皮毛，长肌肉，味甘兼咸，又能益肾强阴。"李时珍《本草纲目》中有"健脾补益、滋精固肾、治诸百病，疗五劳七伤"之说。清代医家陈修园曾解释山药的功能，说它气平入肺，味甘入脾，而脾统血，主四肢，脾血足则不饥，四肢轻捷；肺主气，肺气充则轻身，气为之倍增；又因其质地稠黏，能补肾填精，精足则强阴，延年益寿。

（3）韭菜　味甘辛、性温，入肝、胃、肾经。能补肾助阳，温中开胃，降逆气，散瘀。用于肾阳虚衰，阳痿遗精或遗尿，腰膝酸软；噎膈反胃，腹痛；胸痹作痛，内有瘀血，失血而有瘀血者。另外，韭菜种子味辛、咸，性温，入肝、肾经，偏于补肝肾，暖腰膝，壮阳固精。全韭可补肾益胃，充肺气，散瘀行滞，安五脏，行气血，止汗固涩，止呃逆。

现代研究认为，春季人体肝气偏旺，影响脾胃消化吸收功能，多吃春韭可增强脾胃之气，有益肝功能。韭菜中含有植物性芳香挥发油，具有增进食欲的作用。另外，韭菜具有保暖、健胃的功效，其所含的粗纤维可促进肠蠕动，能帮助人体消化，预防习惯性便秘和肠癌。韭菜还有散瘀、活血、解毒的功效，有益于人体降低血脂，防治冠状动脉粥样硬化性心脏病、贫血、动脉硬化。韭菜性温热，女性常吃韭菜可以调经散寒，治疗痛经，但是哺乳期女性禁用，有回乳的作用。

（4）卷心菜　味甘、性平，归脾、胃、肾经，有补髓壮筋骨、利关节、清热止痛等功效。可用于失眠多梦、眼干耳鸣、关节屈伸不利、厌食、便秘、胃脘疼痛及小儿发育迟缓等症。

现代研究认为，卷心菜含有丰富的维生素 C、维生素 E、β–胡萝卜素等，具有抗氧化、延缓衰老的作用；富含叶酸，可预防贫血及胎儿畸形，孕妇、生长发育期儿童、青少年可适当多摄入些；另外，卷心菜还具有杀菌、消炎的作用，对咽喉疼痛、胃痛等可起到有效的缓解作用。

3. 水果类

（1）樱桃 味甘、酸，性微温。具有健脾益胃、滋养肝肾、养血、生津止渴、涩精止泻、祛风透疹的功效。适用于脾胃虚弱导致的食少、腹泻，脾胃阴伤导致的口舌干燥，肝肾不足导致的腰膝酸软、四肢乏力、遗精，外感风寒湿邪气所致的麻木和风湿性腰腿病等，也可用于血虚头晕、心悸、面色不华、面部雀斑等。

现代研究认为，常食樱桃可促进血红蛋白再生，既可防治缺铁性贫血，又可增强体质，健脑益智，还可保护视力，消除肌肉酸痛，缓解疲劳。

需要注意的是，樱桃性偏温热，多食会发热，故热性病及虚热咳嗽、便秘者忌食，肾功能不全、少尿者慎食。

（2）榴莲 味辛、甘，性热，入肝、肾、肺三经。具有滋阴补阳、利胆退黄、疏风散寒、活血通经、杀虫止痒等功效，可用于精血亏虚、腰膝酸软、须发早白、早衰、黄疸、关节疼痛、痛经、疥癣、皮肤瘙痒等症。

现代研究认为，榴莲含有丰富的蛋白质、脂肪、碳水化合物和纤维素，还含有维生素A、B族维生素、维生素C、维生素E、叶酸、烟酸，无机元素钙、铁、磷、钾、钠、镁、硒等，有提高人体免疫力、止痛、抗衰老、抗肿瘤等功效。

需要注意的是，榴莲性质温热，热病体质和阴虚体质者慎食；榴莲含有较高钾质，故肾病及心脏病患者宜少食。

（3）葡萄 味甘、酸，性平。具有滋肝肾、生津液、强筋骨、健脾和胃、补益气血、通利小便的作用，可用于久病肝肾阴虚之腰腿酸痛、筋骨无力、心悸、盗汗、干咳者，脾胃虚弱之不思饮食、面色无华、气短乏力、水肿、小便不利者，也可用于热病津伤之烦渴等病症。

李时珍在《本草纲目》中说："葡萄可逐水利尿、益气补血、补脑养神、除烦明目、解渴。"《神农本草经》指出葡萄主"筋骨湿痹，益气，倍力强志，令人肥健，耐饥，忍风寒。久食，轻身不老延年"。

现代研究认为，葡萄味甘鲜美，营养丰富，含有葡萄糖、果糖、蛋白质、脂肪、有机果酸、多种维生素、多种氨基酸和钾、钙、碘、磷、铁等多种无机盐。常吃葡萄可有效缓解神经衰弱、疲劳过度、低血糖、贫血等症，还具有提高免疫力、抗癌、抗病毒、降血脂、预防心脑血管病、美容养颜、延缓衰老的作用。所以说，葡萄是女性、儿童和体弱贫血者的滋补佳品。

（4）桑葚　味甘、性寒，具有补益肝肾、滋阴补血、明目安神、生津止渴、润肠、乌发明目、利关节等功效。可用于肝肾阴亏的眩晕耳鸣、心悸、失眠多梦、须发早白、津伤口渴、内热消渴、血虚便秘、关节不利等症。

现代研究发现，桑葚含有丰富的活性蛋白、维生素、氨基酸、胡萝卜素、矿物质、葡萄糖、蔗糖、果糖、鞣质、苹果酸、钙、维生素 B_1、维生素 B_2、维生素 C、烟酸等成分，其营养是苹果的 5～6 倍，是葡萄的 4 倍。所以常吃桑葚可起到补充营养、健脾胃助消化、乌发美容、防止血管硬化、防癌抗癌、提高免疫力、抗衰老的作用。还有助于防治脑出血、高血压病、视网膜出血、慢性支气管炎等病症。

需要注意的是，桑葚性寒，脾胃虚寒便溏者勿食。

4. 干果类

（1）花生　味甘、性平，归脾、肺经。具有健脾和胃、润肺止咳化痰、利肾去水、理气通乳、治诸血症的作用。适用于脾胃失调、营养不良、燥咳、反胃、脚气、产后缺乳等病症。

现代研究认为，花生含有蛋白质、脂肪、糖类、维生素 A、维生素 B_6、维生素 E、维生素 K 以及矿物质钙、磷、铁等营养成分，可提供 8 种人体所需的氨基酸及不饱和脂肪酸，含卵磷脂、胆碱、胡萝卜素、粗纤维等有利人体健康的物质，可促进脑细胞和骨骼发育，增强记忆等。并有补血、促凝血止血及通乳、抗衰老、抗肿瘤等作用。

（2）榛子 味甘、性平，具有健脾和胃、益肝肾、明目的功效。主要用于病后体弱、食少疲乏、眼目昏花、久视无力、小儿疳积等脾肾虚，气血不足，肝血不足等病症。

现代研究表明，榛子含有人体必需的 8 种氨基酸及多种微量元素和矿物质，其含量是其他坚果的数倍至几十倍。其中磷和钙有利于人体骨骼及牙齿的发育，锰元素对骨骼、皮肤、肌腱、韧带等组织均有补益强健作用。榛子含有丰富的脂肪，主要是人体不能自身合成的不饱和脂肪酸，一方面可以促进胆固醇的代谢，另一方面可以软化血管，维持毛细血管的健康，从而预防和治疗高血压病、动脉硬化等心脏血管疾病。榛子还有促消化、增进食欲、强壮身体、明目健脑、提高记忆力、防止衰老的功效。榛子含紫杉酚，可以治疗卵巢癌和乳腺癌以及其他一些癌症，延长患者的生命。

（3）松子 味甘、性平。具有补肾益气、养血润肠、滑肠通便、润肺止咳等作用。可用于年老或病后体质虚弱、肾虚腰痛、肠燥便秘、肾精不足的眩晕，燥咳，小儿生长发育迟缓等病症。

《海药本草》谓："久服轻身，延年不老。"《本草经疏》谓："味甘补血，血气充足，则五脏自润，发白不饥。仙人服食，多饵此物，故能延年，轻身不老。"《日华子本草》载："逐风痹寒气，虚赢少气，补不足，润皮肤，肥五脏。"

现代研究认为，松子能强壮筋骨，消除疲劳，还有促进脑细胞代谢，健脑，增强记忆力，对老年人预防老年痴呆有极大的益处。多食松子，还能够促进儿童的生长发育和病后身体恢复。另外，松子能够滋润五脏，补益气血，充养肌肤，养颜驻容，保持健康形态，是良好的美容食品。

需要注意的是，松子内脂肪含量较高，所以脾虚便溏、肾亏遗精、湿痰甚者均不宜多食。

（4）核桃 味甘、性温，入肺、肝、肾经，具有滋补肝肾、填精助阳、强筋健骨、补肺止咳平喘、润肠通便等作用。可用于肾虚腰腿酸软、筋骨疼痛、遗精阳痿、小便频数、牙齿松动、须发早白；肺气虚弱或肺肾两虚，喘咳短气；肠燥便秘，石淋，小便不利等症。

《神农本草经》将核桃列为久服轻身益气、延年益寿的上品。宋代刘翰等著《开宝本草》中记述，核桃仁"食之令肥健，润肌，黑须发，多食利小水，去五痔"。明代李时珍著《本草纲目》记述，核桃仁有"补气养血，润燥化痰，益命门，处三焦，温肺润肠，治虚寒喘咳，腰脚重疼，心腹疝痛，血痢肠风"等功效。

现代研究认为，常食核桃可健脑，强壮骨骼，养颜乌发，延缓衰老，并能抗肿瘤，对心脑血管病也有一定的预防作用。

（5）栗子　味甘、性温，具有补肾气、强筋骨、健脾胃、活血止血等功效。可用于肾虚腰膝酸软，骨弱无力，脾虚泄泻，呕吐，便血，外伤肿痛，瘰疬等病症。

唐代孙思邈的《千金方》说："板栗，肾之果也，肾病宜食之。"明代李时珍的《本草纲目》说："板栗可治肾虚，倘腰脚乏力，日食十粒，并以猪肾煮粥助之，久必强健。"

现代研究认为，栗子含有的丰富的不饱和脂肪酸和维生素、矿物质，可强筋健骨，能防治高血压病、冠状动脉粥样硬化性心脏病、动脉硬化、骨质疏松等疾病，是抗衰老、延年益寿、美容养颜的滋补佳品。

（6）莲子　味甘、性平。具有补脾止泻、益肾固精止带、养心安神、聪耳明目、滋补元气等功效。可用于心悸、失眠多梦、脾虚泄泻、肾虚遗精等病症。

现代研究认为，莲子含丰富的锌、锰、磷、钾、铁等微量元素，常食莲子可强身健体，消除疲劳，健脑益智，促进智力发育和提高免疫功能，促进疾病的康复，抗衰老，还能调节情感、放松情绪、稳定心情，降低中老年人中风危险等。

莲子作为保健药膳用作食疗时，一般是不弃莲子芯的。莲子芯是莲子中央的青绿色胚芽，味苦，有清热、固精、安神、强心之功效，可治疗高热引起的烦躁不安、神志不清和梦遗滑精等症，也用于治疗高血压病、头昏脑胀、心悸失眠等。

（7）腰果 味甘、性平，归脾、胃、肾经。具有补肾健脾、养血补脑、下逆气、止久渴、润肠通便等功效。适用于肾虚腰膝酸软、脾虚食欲不振、贫血、便秘等症。

现代研究认为，腰果富含大量的蛋白质、油脂、淀粉、糖、钙、镁、钾、铁和维生素 A、维生素 B_1、维生素 B_2、维生素 B_6 等。经常食用腰果可以提高人体免疫力，增进食欲，润肤美容，延缓衰老，抗肿瘤，还能降血脂，预防心脑血管病。

5. 菌藻类

（1）银耳 味甘、性平，具有补肾益精、滋阴润肺、养胃生津止咳、益气清肠之功效。临床上用于治疗肺热咳嗽、肺燥干咳、咳痰带血、胃肠燥热、便秘下血、月经不调以及血管硬化、高血压病等。

现代研究表明，银耳中含有蛋白质、脂肪和多种氨基酸、矿物质及肝糖。银耳中的蛋白质含有 17 种氨基酸，能提供人体所必需的氨基酸中的3/4。银耳还含有多种矿物质，如钙、磷、铁、钾、镁、硫等，其中钙、铁的含量很高，在每百克银耳中含钙 643 毫克，铁 30.4 毫克。此外，银耳中还含有海藻糖、多缩戊糖、甘露醇等肝糖，营养价值很高，具有扶正强壮的作用。并具有滋润而不腻滞的特点，对阴虚火旺不受人参、鹿茸等温热滋补的患者是一种良好的补品。

现代研究认为，常食银耳可补脑、强心、润肺养胃、护肝、抗肿瘤、增强细胞免疫功能和延年益寿、美容养颜，自古以来被人们看作是延年益寿的珍品。

（2）平菇 味甘、性平，入脾、胃、肺经。具有开胃、理气、化痰、解毒、补虚、抗癌、祛风散寒、舒筋活络等功效。可用于食欲不振、吐泻、体虚无力及腰腿疼痛、骨软无力、手足麻木等症。

现代研究认为，平菇不仅能加快人体的新陈代谢、调节自主神经、护肝、护胃、降血脂、降血压、抗肿瘤等，还能调理女性更年期综合征、改善体质和提高人体免疫力。

6. 肉类

（1）猪肉 味甘、性平，入脾、胃、肾经。具有补肾养血、滋阴润燥之功效。用于热病伤津、口渴喜饮、肾虚体弱、产后血虚、肺燥咳嗽、咽喉干痛、肠燥便秘、消渴、气血虚亏、羸瘦体弱等症。《随息居饮食谱》指出猪肉"补肾液，充胃汁，滋肝阴，润肌肤，利二便，止消渴"。

猪肾味咸、性平，入肾经。具有补肾气、强腰、通膀胱、消积滞、止消渴的功效。用于肾虚所致的腰膝酸痛、遗精、盗汗、耳鸣耳聋、水肿、小便不利等病症。

需要注意的是，内有湿热，喘咳痰盛者勿食。血脂偏高者、高胆固醇者忌食。

（2）羊肉 味甘、性温。具有补肾壮阳、暖中祛寒、温补气血、开胃健脾的功效。可用于肾阳不足导致的腰膝酸软、畏寒、尿频、阳痿、少腹冷痛，气血不足导致的虚劳羸瘦，脾胃虚寒导致的腹中冷痛、食少或欲呕等症。

现代研究表明，羊肉含有蛋白质、脂肪、糖类、无机盐、维生素 B_1、核黄素、烟酸、胆甾醇、维生素 A、维生素 C 等成分。具有味甘而不腻、性温而不燥的特点。体质偏寒或阴阳平和者一般都可食用。

需要注意的是，高血压病、感染发热或体质偏热的人忌食。

（3）牛肉 味甘、性平。具有补中益气、健脾养胃、强筋健骨、化痰息风、止渴止涎的功能。适用于中气下陷、气短体虚、腰膝酸软、筋骨无力或贫血、久病面黄肌瘦等人食用。

李时珍《本草纲目》指出牛肉能"安中益气、养脾胃，补虚壮健、强筋骨，消水肿、除湿气"。

现代研究认为，牛肉含有丰富的蛋白质、脂肪、B 族维生素、烟酸、钙、磷、铁、胆甾醇等成分。常食牛肉可以促进肌肉增长，增强肌肉力量，增强免疫力。尤其对生长发育及手术后、病后调养的人，在补充失血和修复组织方面特别适宜。

除了牛肉之外，牛筋、牛肝、牛血均有养骨骼、肌肉、韧带的作用。牛筋味甘性平，有补肝强肾、益气力、续绝伤的作用，适合血虚、骨折患者食用。牛肝味甘性平，能补血养肝明目，凡疳夜盲、产后血虚、面色萎黄者可多食。牛血味咸性平，归脾经，能健脾补中，养血理血，滋阴润肤，适用于脾虚体弱、筋骨无力、贫血等症。

（4）乌鸡　味甘、性平，入肝、肾经。具有滋阴清热、补肝益肾、强筋健骨、健脾止泻等功效。用于虚劳骨蒸赢瘦、消渴、脾虚滑泄、下痢口噤、崩中、带下病等，也可用于防治骨质疏松、佝偻病、女性缺铁性贫血及延缓衰老。

现代研究认为，乌鸡内含丰富的黑色素、蛋白质、B族维生素等18种氨基酸和18种微量元素，胆固醇和脂肪含量却很低，营养丰富且健康，用于补虚劳、强壮身体效果非常好。

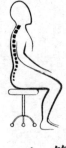

第六章
从细节着手，全面预防治疗颈肩腰背痛

很多人都知道，"魔鬼藏在细节里"，越是细小的地方越容易被忽视，防治颈肩腰背痛也是如此。日常生活中，我们做运动，往往忽视了是否适合自己以及适量的问题；工作、学习或者平时休闲的时候，往往忽视了姿势正确与否的问题；饮食上，往往忽视了平衡膳食的重要性……而只要注意到这些细节，防治颈肩腰背痛会事半功倍。

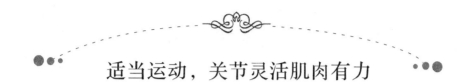

适当运动，关节灵活肌肉有力

要"活"就要"动"，运动可以促进血液流畅，增进体力，加强抗病防御功能，从而达到延年益寿的目的。以下运动方法可以帮助我们活动关节、强健肌肉，起到防治颈肩腰背痛的功效。

快走慢跑令骨壮，骨壮则患有颈肩腰背痛的概率会降低

走路是我们日常生活中再熟悉不过的事情了，如果作为一种运动方式，也是最容易学习和坚持的。走路作为一种运动方式时，要真正起到锻炼身体的作用，还要注意速度、节奏和姿势等方面的问题，这样才能起到健骨的作用。其中快走和慢跑的运动方式最为适宜。

因为快走或慢跑能够有效增加肺活量，加快血液循环，促进新陈代谢，愉悦心情，改善睡眠质量，提高人体的免疫功能，减肥瘦身。并能起到有效预防骨质疏松、中风、糖尿病、心脏病、癌症等的作用。

肺活量的增加使肺功能加强，加快血液循环则相应地提高了心脏的功能，同时还能给各组织细胞提供更充足的营养。新陈代谢增快，体内的代谢产物就能更及时排出体外，避免了代谢产物堆积对人体脏腑组织的伤害，新陈代谢的过程也是各组织器官的细胞更新的过程，组织细胞更新加快，则各组织器官的功能也会相应加强。因此，对于肌肉、骨骼来说，坚持快走或慢跑的过程就是健壮骨骼肌肉、促进人体健康的过程。

很多人或许有过这样的体会，早晨出去走一圈，回来胃口好了，或者吃完饭后出去遛一圈，胃里轻松多了。这是因为早晨出去走一圈，在下肢一前一后的交替活动时，腰胯、手臂也配合其运动在左右前后的交替进行着，同时牵拉着胸腹部肌肉运动，进而促进肠胃的蠕动，肠胃蠕动快了，食欲也就来了。同样，饭后散步，促进肠胃蠕动，饮食物随之下行，"六腑以通为用"，所以人就感觉轻松了。

美国匹兹堡大学的研究者综合 9 项研究做出总结：走路速度的快慢可以很好地预测寿命长短，在 75 岁以上人群中相对更准确。普通人的走路速度是每秒钟 0.9 米，那些走路速度低于每秒钟 0.6 米的人死亡的可能性会增加，而那些走路速度超过每秒钟 1 米的人寿命较长。

快走，即尽量走快，由于身高、体质、年龄的不同，快走没有统一的数字标准。快走作为一种运动锻炼方式，要注意运动的节律、姿势、时间等，以期达到更好的锻炼效果。快走时要双目平视前方，头微昂，颈正直，胸部自然向前上挺，腰部挺直，收小腹，臀部略向后突，双臂甩开，步子迈大，步行后蹬着力点侧重在跖趾关节内侧。快走的过程中还可以变换快走的走路方式，如扭着走，这样既扩大了胸腹部的活动范围，又可使内脏跟着动，尤其可以促进肠胃蠕动，从而增强食欲，防止便秘。再如"10 点 10 分"走，即快走的同时两手臂伸直、抬高到时钟的 10 点 10 分的位置上，并适当保持这个姿势，这样可以有效锻炼颈部肌肉，缓解颈椎病的疼痛感。还有高抬腿走，即每走一步，大腿屈膝尽量高抬，这样可以锻炼髂腰肌肌力，防止疝气；倒着走，可以强化腰腿肌肉，缓解腰腿疼痛，增强人体平衡力，比正面行走要耗氧更多。需要强调的是，在控制快走速度上要因人而异，如患冠状动脉粥样硬化性心脏病、高血压病、脑出血后遗症、呼吸系统疾病的老年人，速度可以稍慢些。运动时间一般可以控制在 40~60 分钟，以身体微汗出较适宜，不过具体还是要根据不同的身体状况来定。同一个人在不同时期也要注意运动时间、强度的调整。正如著名中医专家朱良春在介绍自己运动保健时也说："我 60 岁以前跑 5000 米，速度也较快；60 岁以后跑 2000 米，速度较慢。"

慢跑，即以较低的速度跑步。慢跑具有增强心肺功能、加强肌肉骨骼力量、消耗脂肪、放松心情、减压、改善睡眠的作用。可有效防治冠状动脉粥样硬化性心脏病、高血压病、动脉硬化、肥胖等病症。尤其适用于中老年人、肥胖者以及久坐办公一族。

为了达到更好的锻炼效果，慢跑也要注意动作要自然放松，呼吸应有节奏，要保持均匀的速度，以主观上不觉得难受、不喘粗气，能边跑边说话的轻松气氛为宜。并注意慢跑时间要循序渐进的增长。慢跑也不单单局限在向前跑，为了使全身更多部位得到锻炼，慢跑中间可以插入侧身跑、变速跑、旋转跑、高抬腿跑等方式。这样可使全身肌肉关节上下左右都得到很好的锻炼，提高关节的灵活性、柔韧性和动作频率，增加人体的灵活性、敏捷性、协调性及平衡能力。

登山运动可健骨，有效防治腰椎病

登山是一项有氧运动，可以改善视力、增加肺活量，促进血液循环，强壮骨骼，增加肌肉力量和弹性，提高人体对环境的适应力，提高人体的协调平衡能力。并能消耗多余脂肪，减肥瘦身，延缓衰老。登山除了对生理功能的影响，还有对心理方面的益处，可以有效缓解心理压力，放松情绪，陶冶情操，使人拥有更加健康积极的心态。

登山运动作为一种运动方式，也有要注意的事项，如登山的速度、节律、时间等方面，都要因人而异。

首先，登山前要先做热身运动，尤其是不经常活动的人。如原地慢跑、伸展运动，转动膝关节、脚踝关节等。简单的热身运动可以让筋骨活动开，预防和减少登山运动对肌肉关节的损伤，让呼吸心跳更好、更快地适应登山运动。

其次，登山时要注意速度的调整，不要过快、过猛，也不要太过松散。速度以登山者能正常交谈为好，如果和平时散步没有区别，则不能起到锻炼的作用；如果喘粗气、说话费力了，就要注意速度放慢些。登山速度的快慢因人而异，尤其对于心肺功能偏弱者。

此外，登山还要注意时间的把握，体质偏弱或很少登山锻炼者要循序渐进，慢慢加长登山时间和登山高度。登山时间一般不少于30分钟，不多于2个小时为宜。许多人喜欢早上登山，觉得早上空气清新。其实不然，因为植物的光合作用是伴着太阳的脚步开始的。清晨太阳出来的时候，光合作用才刚刚开始，空气中负氧离子相对稀少。而且早晨空气湿度大，污染物都弥散在水气中，对健康很不利。从人体本身来说，早上，人体新陈代谢比较慢，身体各方面的功能还没有活跃起来，这时候登山，适应力也比较差。相比之下，下午身体充分舒展开了，新陈代谢比较快，活动能力相对比较强；山里植物进行了多半天的光合作用，故空气中负离子浓度相对比较高，因此这时候登山更有利于人体健康。登山运动最好每隔3~4天或1周进行1次，这样可以通过有规律的运动调节人体各方面的平衡，有效提高身体素质。

最后，登山虽然有很多方面的益处，但也不是适合每个人。尤其是患有心脑血管疾病、糖尿病、骨性关节炎等疾病的人，要量力而行。

太极拳可养筋、骨、气，对防治颈肩腰背痛效果良好

太极拳是基于太极阴阳理论，用意念来统领全身，通过入静放松、以意导气、以气催形的反复习练，来达到修身养性、陶冶情操、强身健体、益寿延年目的的一种运动方式。其具有动作柔和、速度缓慢、拳势易学的特点，动作的高低、运动量的大小都可以根据个人的体质而有所不同，能适应不同年龄、体质的需要。

练习太极拳对健康的意义是多方面的。首先，练太极拳要深呼吸，其深长的呼吸能使肺排出大量的浊气，吸入较多的氧气，提高了肺部的换气效率，同时增强了肺组织的弹性，加强了肺主气的功能，增加了肺活量，对肺病和肺气肿的防治有一定的作用。通过吐故纳新，能进一步推动气血在全身的运行，身体各部都能得到营养。气充血旺则筋强骨壮，人体抵抗

力也会提高。

其次，练太极拳特别强调"心静用意"，用意识引导动作，使心神安静，意念集中，心气通畅，人体放松。心神安静，意念集中，可使思维敏捷，语言流利。心气运行流畅，可促进血液循环，减少和消除体内瘀血，有效预防心脑血管病的发生。中医学认为，致病因素有外感邪气、内伤七情、饮食劳逸、外伤等，所有的病因首先导致的是气血运行的失常，然后逐步发展为某些脏腑组织的功能或结构的病变。这样我们就更容易理解太极拳"心静用意"对防病强体的重要意义了。

最后，练习太极拳要求以腰为轴带动四肢和全身协调运动，节节贯穿，周身一家。这一方面加强了两肾和命门的功能，使肾精充实、阳气旺盛、行动轻捷、二便调和、骨强齿坚、发泽耳聪；另一方面又能使肌肉、骨骼、韧带得到锻炼，增强各关节的活动能力，延缓退化，强身健体。

练太极拳对身体有多方面的益处，但作为一项运动也有其需要注意的事项。首先，练太极拳之前一定要先做热身活动，练完后可以通过散步放松身体，因为太极拳运动量比较大，尤其是膝关节在活动中一直处于紧张状态。练完后的放松可调节关节周围肌肉、韧带的状态，对关节起到保护作用。其次，要避开风口，以免在练习过程中受外来风、寒、湿等邪气的侵犯。最后，练太极拳要循序渐进，持之以恒，只有这样才能起到强身健体的作用。

柔筋健骨八段锦，平时常做止疼痛

八段锦源于宋代，是强身气功中的一种健身运动，因由八组动作组成，故称"八段"，具有柔筋健骨、养气壮力、行气活血、协调五脏六腑的作用。

八段锦歌诀：两手托天理三焦，左右开弓似射雕，调理脾胃须单举，五劳七伤往后瞧。摇头摆尾去心火，背后七颠百病消，攒拳怒目增气力，两手攀足固肾腰。

下面让我们逐节分析这8组动作对身体的不同作用。

两手托天理三焦 注意这一动作要灵活，不要太僵硬，"理三焦"是畅通三焦气机，有利于促进血液运行和津液的布散，使全身各组织都获得气血津液的荣养。

左右开弓似射雕 练习时腿部要"虚实分明"，并注意把思想集中在用力的部位。这样有利于扩大肩背部肌肉关节的活动范围，既能疏肝理气、消除胸闷，缓解肩背部酸痛不适，预防肩周炎、颈椎病，又能增加头部血液供应。

调理脾胃须单举 注意单臂要尽力上举，一方面可以畅通气机，另一方面可以扩大胸腹部肌肉、关节的活动范围，促进肠胃蠕动，从而起到调理脾胃的作用。另外，还能加强肺的呼吸功能。

五劳七伤往后瞧 尽力往后瞧可活动到整个脊柱，尤其强化颈部及腰部功能。脊柱周围是督脉、膀胱经的分布区域，五脏六腑的腧穴又分布其上。脊柱的活动可以对经络腧穴进行刺激，从而可以起到调和阴阳，畅通气血，提高免疫力，防治多种疾病的作用。

摇头摆尾去心火 这一动作要注意放松上肢，尽量旋转。摇头摆尾的过程，一方面是活动颈部，能刺激大椎穴，有益气通阳的功效；另一方面是活动腹部，可促进小肠的蠕动，心与小肠相表里，可使心火下移，肾水上升，有效消除心烦、口疮、口臭、失眠多梦、小便热赤等症。

背后七颠百病消 首先，颠足可以刺激足部生殖和泌尿反射区，起到补肾、壮腰的作用。同时，颠足而立可拔伸脊柱，下落振身也可按摩五脏六腑，有利于防治脏腑多种疾病。

攒拳怒目增气力 攥紧拳头，瞪大眼睛，精神也会紧张起来，这一组动作可刺激肝经，舒畅肝气，调整气机，充盈肝血，柔筋健骨。尤其是用于体弱乏力、久坐的人练习。

两手攀足固肾腰 两手攀足的过程也是腰部筋骨拉伸的过程，可刺激督脉和肾经，可补养肾气，固肾壮腰，强筋健骨。

由于八段锦具有简便易学、动作缓和的特点，故每个年龄段的人都可以练习，尤其适合中老年人。

另外，练习八段锦还要注意循序渐进，要让身体动起来，让内心静下来，还要努力把动作做得舒缓、到位。只有持之以恒地练起来，才能起到强筋壮骨、调养身心的作用。

调神、拉筋、健骨的瑜伽运动，轻松扫除颈肩腰背痛

"瑜伽"一词，来自印度梵语，其含义是"一致""结合""和谐"。瑜伽本身是一门哲学，瑜伽运动则是通过身体、动作、思想和呼吸的配合，使人体进入一种平衡、放松、和谐的状态，起到强身健体、提升意识、防治疾病、健美身姿等作用的一种修身养性的运动。这与中医学的"天人合一"的整体观念是一致的。

瑜伽运动不仅是一种健身方式，还能提升意识，净化心灵。其练习方法也不单单是一种，而是包含着动作、思想、呼吸等多方面。如体位法，是通过动作、姿势的练习拉伸肌肉、韧带，增加肌肉弹性和韧性，增加人体的平衡性和柔韧性，使身体更加灵活。瑜伽运动中的各种姿势通过保持一定的时间，使相应部位的筋肉包括经络得以舒展，气血得以通畅，瘀滞不通而致的胀、痛、酸麻等表象得以缓解或消除，人体逐步恢复健康。

瑜伽运动的另一种练习方法是呼吸法，包括横膈膜呼吸法、完全呼吸法、喉呼吸法等多种呼吸方式。这些呼吸方法与我们平时的呼吸方法不同，瑜伽的呼吸法可以调整气的升降出入，改善身体各组织器官的气血运行，缓解疲劳、放松精神、安神定惊。日常生活中，当我们紧张或激动时，经常听到有人说"深呼吸，别紧张"，当做完几个深呼吸后，确实会有所放松，由此可见，调整呼吸的深度和频率确实有调整气机的作用，这也印证了中医肺主全身之气，包括气的升降出入运动。

冥想也是瑜伽运动的一种修身养性的方法，是通过冥想调心静心，消除烦恼，改善情绪，缓解压力，治疗或缓解头痛、头晕、神经衰弱、失眠、焦虑等症状的一种方法，还可以提升意识，陶冶情操。

明白了瑜伽运动的原理，在实际练习中就要认真把姿势、呼吸、冥想等做到位，这样才能更有效地起到强身健体的作用。随着瑜伽的不断宣传和逐步大众化，各种瑜伽减肥、瑜伽治疗颈椎病、瑜伽治疗脊柱侧弯等目标明确的培训"治疗"班也越来越多。在这里需要明确的是，瑜伽是以"天人合一"的思想为指导而进行练习的，取出其中部分动作来练习达到瘦身、防治疾病的目的，与"头痛医头脚痛医脚"类同。

另外，练习瑜伽时需要注意：练瑜伽前后1个小时内不要用餐，最好饭后2~4小时空腹练习；可以选在清晨、中午或晚上进行练习；以通风、安静、优美的环境为佳，同时避开风口，也不能在电风扇下练习；练习时应在地上铺一条垫子，避免在过硬的地板或太软的床上进行练习；服饰宜宽松、轻便、舒适，尽量避免佩戴饰品。练习前，尤其在做一些难度较高的动作前，先做一些热身动作，像慢跑、压腿、原地高抬腿跳等，让身体关节充分活动开。体位练习过程中，每一步骤都要循序渐进，不可操之过急，练习过程中逐步增加力度和难度。一定要以自身舒适度为标准，不可勉强用力，练习前要先了解自己的身体状况，并了解这一体位动作的适宜人群再进行练习，以避免或减少瑜伽对身体的伤害。如果在保持某一姿势时，感到体力不支或发生痉挛，应立即收功，并加以按摩、放松。手术后半年及女性生理期不宜练习高难度动作，高血压病、心脏病、哮喘病、骨质疏松患者及孕妇只能做简单的动作。

球类运动，健骨强身扫清一身疼痛

球类运动多种多样，如羽毛球、乒乓球、篮球、足球、网球、排球等都是大家熟悉并且方便进行的活动。各种球类对于健身也各有优势，不同身体状况的人可以根据自身体质和爱好选择适合自己的球类运动。下面着重介绍羽毛球、乒乓球、篮球在适度运动范围内，对于活动颈肩腰腿效果最好，所以想要强健颈肩腰腿，扫除相关部位疼痛，这3种简单易学的球类运动必不可少。

羽毛球运动 羽毛球运动是大家比较熟悉的，买副球拍，找块空地，找个可以对打的人，就可以进行了。打羽毛球作为锻炼身体的一种方式，在技术上没有太高的要求，人们也可以根据自己的身体状况，选择打球的频率、进行时间的长短等，所以打羽毛球是一项老少皆宜的锻炼方式。

从运动特点来说，打羽毛球时，锻炼者需要不停地在场地上进行滑步、踮步、弓箭步、跳跃、转体、接球、挥拍等动作，合理地运用各种击球技术和步法将球在场上往返对击，在这一过程中，几乎全身各部位关节都能得到拉伸，可有效促进全身血液循环，增强心血管系统和呼吸系统的功能。长期进行羽毛球锻炼，可增强心脏功能，加大肺活量，提高锻炼者耐力。

此外，羽毛球运动要求练习者在短时间对迅速变化的球路作出判断，果断地进行反击，这样能增强人体的灵活性和协调性。小朋友提早接触羽毛球，可以锻炼他们手眼协调能力，促进人体协调发育，增加孩子自信心。青少年时期多进行羽毛球锻炼还能促进生长发育、强壮骨骼、增加肌肉弹性和韧性，并能培养青少年自信、勇敢、果断等优良的心理素质。老年人或体质较弱者，可根据自己身体状况，选择适合自己的活动量，循序渐进地进行锻炼，同样能增强心血管和神经系统的功能，防治老年心血管和神经系统方面的疾病或增强体质。对于视力不良者，在眼睛追随飞来飞去的羽毛球的过程中，可有效锻炼眼部睫状肌，促进眼周组织血液循环，从而有效预防和改善不良视力。由于打羽毛球是一项既需要技巧又消耗较大体力的运动，肥胖者将其作为一种减肥方式，也是很不错的选择。

尽管羽毛球是一种不错的运动方式，但要想收到良好的健身效果，还是有一些事项需要注意的。首先，充分做好运动前热身，尤其是运动过程中容易受伤的肩关节、膝关节、踝关节、腕关节、肘关节与腰部。其次，学习打球技巧，规范动作，在打羽毛球过程中，由于动作幅度较大，跑跳较多，容易造成肌肉拉伤或关节错位，认真学习打球技巧，则可减少或避免意外伤害的发生。最后，运动量一定要因人而异，锻炼者要根据自身的健康状况选择适合自己的运动强度和运动时间。

乒乓球运动 作为一种锻炼身体的体育活动，与足球、篮球等项目相比，打乒乓球活动范围小，没有身体的碰撞，是更加安全的一种锻炼方式，适合各年龄段的人们。乒乓球由于具有速度快、变化迅速、准确度要求高、活动量大的特点，经常打乒乓球，可以提高活动者动作协调能力，反应灵敏度，改善视力，促进智力发育，强壮骨骼肌肉，提高身体素质，还能锻炼和培养活动者的勇敢、顽强、机智、果断的性格。

现在，由于学习负担重，电子产品充斥生活的角角落落，青少年近视的发病率一直居高不下，并呈上升趋势。据研究，近视在 10 岁左右，进行干预防治效果较好，而选择乒乓球活动防治近视的效果，是大家一致认可的。许多眼科专家建议，防治近视，应多进行户外活动，乒乓球就是一项不错的选择。

打乒乓球作为一种体育活动，同样要注意运动前做好热身运动，尤其是手腕、脚踝、肩肘、膝胯关节部的准备活动。打球过程中注意动作技巧，防止肌肉拉伤或扭挫伤。中老年人或体质偏弱者要注意根据自身状况控制好活动量。

篮球 打篮球与羽毛球、乒乓球相比，有其共同之处，如同样可以锻炼动作协调准确性、消耗能量、改善血液循环、促进新陈代谢，也可以加强颈肩部肌肉活动，改善局部血液循环，防治颈椎病，尤其适合长期伏案工作或长时间使用电脑的人群。除此之外，打篮球体能消耗较大，对团队合作要求较高，动作幅度也较大，传球迅速，跳跃动作较多，更适合平素体质较好的人。青少年参加篮球活动，既可以促进骨骼肌肉发育，加强各脏腑器官功能，强壮身体，还能有效提高锻炼者的耐力、爆发力和团队合作意识。青年人或中年人参加篮球运动，一方面能锻炼肌肉、骨骼、脏腑、器官，加速气血运行，使全身得到充分舒展；另一方面可以放松心情，缓解压力，改善睡眠，使身心得到充分放松，是对日常紧张状态的一种很有效的调节方式。篮球由于运动强度较大，对于老年人或体质偏弱者，尤其是有心肺功能不全者是不适合的。

打篮球时，活动前也需要充分做好热身准备，如慢跑、高抬腿跳、压腿等，最好准备好护膝、护腕、护踝等物品，以防扭挫伤。平时，多加练习，循序渐进增加运动量，逐步适应打半场或全场的运动量。

球类运动还有很多，大家可以根据自己的喜好，选择适合自己的运动，并尽可能全面地了解所选运动的特点、技巧、注意事项，以健身强体，且避免无意外创伤。

广场舞，活动颈肩腰腿的好方法

广场舞是以特殊的表演形式、热情欢快的表演内容、在公共场所多人参与下，以集体舞为主体的，以娱乐身心和锻炼身体为目的，融自娱性与表演性为一体的非专业性的舞蹈艺术表演活动。参与者多为中老年人，其中又以妇女居多。

广场舞作为一种健身方式，具有愉悦心情、畅通气血、强筋健骨等多方面的益处。首先，跳广场舞能增大肺活量，加强心脏功能，促进血液循环，加快新陈代谢，促进体内代谢废物的排泄，消耗过多的脂肪，增加人体抵抗力，预防心脑血管病的发生，并能减肥，预防脂肪肝，改善皮肤营养防衰老。其次，跳广场舞时，身体各部分关节能得到有效伸展，气血运行通畅，骨骼强壮，肌肉弹性增加，增加关节的灵活度，预防颈腰椎疾病及关节炎的发生，改善局部酸麻胀痛等不适。最后，跳广场舞可以愉悦心情，缓解压力，改善睡眠等。

广场舞种类较多，有以速度缓慢、旋转为主，舞步轻盈、流畅，有明显的升降动作，美丽多姿的华尔兹；有步伐随意自由，舞步快而不乱、稳而不拖，潇洒自如，灵活稳健，可根据不同风格的舞曲选择适当的花样，随旋律即兴发挥，随意组合，跳出风采，舞出自信，充分展示优美文雅、新颖别致的舞姿的平四步；有源于阿根廷，表情严肃、节奏明快，舞步敏捷轻巧、热烈狂放，舞姿华丽高雅、变化无穷的探戈；有节奏强烈，情绪兴奋，动作滑稽、俏皮的吉特巴；也有舞姿柔媚、浪漫，步伐缠绵、婀娜，若即若离的伦巴等。大家可以根据自己的喜好和客观条件选择适合自己的广场舞来健身。

跳广场舞尽管对健康有多方面的益处，但还是要根据自己的身体状况，选择适合自己的舞蹈，计划跳舞时间。下面着重说一下跳广场舞的注意事项。

首先，选择广场舞不要过于盲目，要弄清自己的身体状况，适合什么样的舞蹈，切忌盲目效仿。特别是老年人，最好测量一下血压和脉搏，或者做个普通体检，体检内容包括血压、心电图、心跳情况。即使是血压处于正常范围，也要避免街舞、迪斯科等难度较大或长达2小时以上的任何舞蹈。一般宜从简单动作做起，不要急于求成，只要"动"起来就会有健身的效果。

其次，跳舞地点尽量选择在空气清新、视野开阔的地方。远离人群密集、空气污浊的地方。并要注意避开风口，以免被外邪侵袭。跳舞时间宜选在太阳出来后，气温有所上升了，再外出运动，晚上七八点进行运动也是可以的。不要在过饱或饥饿的状态下跳舞，过饱跳舞易导致胃下垂，而空腹跳舞则易引起低血糖，导致无力、眩晕等不适感。跳舞着装以宽松舒适、吸汗透气的全棉服饰为宜，以保证全身各处活动自由，气血通畅。鞋要选鞋底柔软，大小合适，鞋跟不宜过高的，老年人以运动鞋为佳。

再次，跳舞前要做好热身运动，如运动前活动一下膝关节、腕关节，扭扭腰，拍拍腿，做5~10分钟即可，或以身体微微出汗为度。避免因突然运动而造成肌肉拉伤或关节损伤。跳舞过程中，也要注意动作幅度不要过大，以动作柔和、呼吸均匀为好，尤其对于老年人及膝关节的骨性关节炎、骨质疏松症、冠状动脉粥样硬化性心脏病、瓣膜性心脏病、高血压病患者来说，更要量力而行。

最后，跳舞的时间也不宜太久，可以循序渐进地增加活动时间，最好不要超过1小时，中间可根据自己的身体状况停下来休息。

保持正确的姿势，缓解关节、肌肉僵硬

"站有站相，坐有坐相"并不仅仅是对气质的要求，由于脊柱的独特生理弯曲，在坐、卧、行等方面保持正确的姿势还可以帮助缓解关节、肌肉僵硬，最大限度避免身体劳损，避免脊柱侧弯等导致的颈肩腰背痛。不过总体来说，正确的姿势并不是十分严格的姿势，只要改掉对颈肩腰背腿不好的姿势即可，如改掉工作中弯背伸头、看电视瘫坐在沙发上、喜欢跷二郎腿等。

缓解关节、肌肉僵硬，从改掉日常生活中的常见错误姿势开始

工作中弯背伸头 工作中弯背伸头是最常见，也是自己觉得最舒服的姿势，殊不知这也是最伤身体的姿势，长期如此容易导致颈椎、肩膀前屈，诱发严重的颈椎、腰、背疼痛。正确的姿势是选择高度、后背角度可调节的座椅；坐时保持膝盖、大腿和后背、肘关节呈90°；下巴向内收，胸腔、肩膀打开，既有助于呼吸顺畅，又能避免弯背伸头的情况出现。

低头玩手机、看电脑 身体往前弯、驼背、低头玩手机、看电脑，这是典型的"猿人姿势"，长期如此容易导致肩颈过度紧绷、腰椎负担大，造成颈椎过早退化，甚至患上椎间盘突出。正确的姿势是玩手机时，将手机举起，尽可能与眼睛平视；看电脑时，尽可能保持背部挺直，让眼睛平视电脑屏幕，并与电脑保持30厘米左右的距离。

看电视瘫坐在沙发上　很多人看电视时都喜欢懒洋洋地瘫坐在沙发或床上，这种姿势看似舒服，但是影响呼吸和消化，容易导致腰肌劳损。正确的姿势是尽量不要靠或躺在床上看电视，坐在沙发上看电视尽量选择稍微高一点、硬一点的沙发。如果沙发太软，可以加个坐垫；如果座位太深，可以在腰后放一个腰背枕，使腰背直立。

托腮坐思考　有的人思考或者发呆时喜欢托腮坐着，如果此时再跷二郎腿则对骨骼健康雪上加霜。这样的姿势容易导致脊柱侧弯，引起腰背痛，甚至导致头痛、头晕等症状出现。正确的姿势是思考、发呆时可以站起来走走，或者把双手放在后颈部，缓缓转动自己的脖子，放松颈肩腰背部肌肉，保证脑部血液流通，防治颈肩腰背痛。

夹着电话筒打电话　很多人有夹着电话筒打电话的习惯，这种习惯容易导致一侧肌肉过度用力收缩，造成颈椎受损、肩膀酸痛僵硬。正确的姿势是保持颈部直立，一手拿着电话筒贴近耳边即可。当然，如果情况允许的话可以使用扩音器，手机可以使用耳机。

蹲马桶时看书、看报、玩手机　很多人上厕所时习惯蹲在马桶上看书、看报、玩手机，导致自己蹲马桶的姿势五花八门，且大大延长蹲马桶的时间。正确的姿势是脚下最好踩一个小板凳，上身微微前倾，以增加腹压，有助于顺利排便。除此之外，蹲马桶的时间最好控制在 3 分钟内，最长 5 分钟没有便意就应离开马桶了。

坐卧起站行，五大基础姿势要正确

姿势不正确，极容易导致颈肩腰背痛。以颈部为例，颈部负责支撑头部的重量，一般情况下头部的重量为 5 公斤左右，姿势正确或良好时，头部对颈部造成的负担约 7 公斤，如果弯腰驼背伸头，头部对颈部造成的负担会增加至 18 公斤左右，这样的重量很容易影响肌肉软组织、椎间盘、软骨等的健康，导致其疲劳、损伤，产生颈肩腰背痛等。因此日常生活中我们要从以下五大基础姿势入手，在不知不觉中改善自己的骨骼、肌肉等组织的健康程度。

正确的坐姿 要坐满整个椅子，不要坐一半。后靠背需后倾10°，下背部需垫一个小靠枕，大腿不要下垂或过度上翘，与膝盖约呈90°，脚自然落在地面上即可。在保持正确坐姿的基础上，为了增加舒适度，椅子、桌子的选择也至关重要。椅子最好选择有靠背且支撑良好的；有扶手的也会帮助腰背分担25%左右的负担；高度以自然坐着时，双脚能很舒适的着地为宜。桌子要选择能保证双腿在桌下有足够空间的高度；常使用电脑者，应将电脑屏幕的高度调整到眼前正下方15°左右；需要念书的书桌最好增加阅读架。

正确的睡姿 睡姿因为人的习惯多种多样而有所不同，不过基本姿势一般有仰卧、俯卧、侧卧三种。一般认为，仰卧有利于血液循环，但不要长时间保持这样的姿势，而且要注意不要将手放在胸部，以免有压抑感。侧卧可使全身肌肉放松，有利于肠胃的蠕动，侧卧时腿要自然弯曲，枕头不宜过低，以贴合侧卧时颈部的高度为宜。侧卧有右侧卧和左侧卧，两者相较选择右侧卧比较好，因为左边是心脏，选择左侧卧容易压迫心脏。俯卧是最不建议的睡姿，不仅不利于心脏健康，还容易造成颈椎疲劳。

正确的起姿 起姿即起立的姿势，倾向于"起"的动作。很多人早上起床或工作的时候喜欢突然起来，就像"弹起来"一样，这样猛烈的动作容易伤到腰。早上起床时，建议先翻身侧躺，然后用手部的力量将上半身撑起来，再把脚移到床外，放到地板上，慢慢起身。当久坐之后起身时，建议双手扶着桌子或把手，或在双脚分开有站立准备时慢慢起来，这样做可以将身体的重量分散到上肢或者下肢，不再是靠腰部力量，降低突然起立因为站立不稳等导致的腰部不适。搬东西时起来的姿势，建议不要直接弯腰搬物，而是先蹲下，搬好东西，再以下肢为重心，慢慢起身。

正确的站姿 两腿直立，小腿和腹部微微收紧，重心稍微向前，两眼平视前方。如需长期站立，每隔10分钟用"稍息"动作交换重心。不要歪向一边站立，容易造成腰椎两侧受力不均，导致腰背疼痛。

正确的走姿 上身笔直，下巴前伸，高抬头，两肩向后舒展，下巴突出、抬高头，气力充实，展开膝盖，并非僵硬、不灵活，而是使伸直的膝盖在不受力的情况下行走，脚跟先着地，再将身体重心移到脚尖，身体重心落在脚跟上。然后身体重心由脚跟通过脚掌向脚尖方向"滚转"，最后到达脚尖，这样向正前方迈步走路，并自然摆动胳膊即可。总体而言，就是抬头、挺胸、提臀、收下巴、自然摆手、迈步走路。

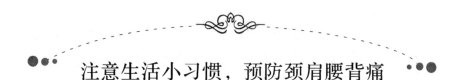

注意生活小习惯，预防颈肩腰背痛

日常生活中，有很多我们并不注意的小习惯，其实是伤害关节、肌肉、组织的坏习惯，只要远离它们，那么防治颈肩腰背痛就完成了很大一部分。因此，可以通过本节了解有益于颈肩腰背健康的生活习惯，将错误的生活习惯改掉，把正确的生活习惯坚持下去，这样做不仅有利于颈肩腰背健康，对于整个身体健康、防治疾病也有非常积极的作用。

避免久坐与久站

无论是坐着还是站着，建议每隔20~30分钟调整一下姿势；长时间工作时，坐与站之间也要适当切换；利用打水、上厕所等机会多走动；迫不得已久站久坐时要适当调整身体重心，不要让某一部分的肌肉持续受力，造成紧张状态。

与此同时，要避免盘腿坐和跷二郎腿。除非特殊场合，盘腿坐时尽量只盘一条腿，以自然轻松为宜，盘腿时间不宜过长，每隔30分钟就起来活动一下，或伸直双腿放松肌肉。即使习惯性跷二郎腿，也要有意识地减少跷二郎腿的时间，直至改掉这个习惯。

除此之外，还要避免经常蹲着。研究表明，蹲和跪时，膝盖所受的负重是体重的8倍，严重伤害关节和软骨，因此蹲着洗衣服、摘菜、擦地的方式尽量避免，尽量坐着或者减少持续时间。对于老年人和肥胖的人来说，更要减少深蹲或减少蹲、跪的次数，老年人下蹲时最好扶着桌子或椅子，以减少关节压力。

避免身体过于肥胖

如果身体过于肥胖，关节的负重量会大大增加，所以要吃动平衡，尽快降低体重。在调整饮食的过程中，要注意补钙。牛奶及豆制品中钙含量丰富，利用率高，应注意补充。虾皮、芝麻酱、海带、核桃、瓜子、土豆等可以增加钙质摄入，均有利于增加对身体关节的保护。运动不宜过于激烈，以比较和缓的户外运动为主，如健步走、散步、慢跑等，既能降低对关节的损伤，又能增加阳光照射，补充维生素 D，以促进钙吸收。

避免让关节受寒

其实，很多颈肩腰背痛不是由疾病或者损伤引起的，大多数时候受寒凉才是罪魁祸首。感受寒凉容易导致肌肉、血管收缩，从而引发关节疼痛，因此要注意关节保暖，必要时佩戴护腰、护膝等；夏天睡觉吹空调或风扇时要注意盖被子、穿长裤，而且空调、风扇温度不宜过低，不要直吹；也可以经常用热水袋或热毛巾热敷膝盖，或者每晚用热水泡脚，驱除寒冷。

避免长期穿着不舒适的鞋子

很多人，尤其是女性，为了美观而穿不太舒适的鞋子，如尖头皮鞋，虽然造型时尚，但是容易挤压脚趾，影响血液流通；高跟鞋虽然摇曳生姿，但是穿高跟鞋时人体重心前移，会对脊椎和盆骨造成更大的压力。因此，在选择鞋子时要注意鞋子不能太小，选择脚趾距离鞋头至少有 0.5 厘米空间的；鞋子不能太窄，应给脚留出 0.5 厘米的活动空间；质地要柔软，试穿感觉不磨脚；如果一定要穿高跟鞋，尽量选择鞋跟粗一些、高度低于 5 厘米的高跟鞋，并且不要穿着高跟鞋疾走和快跑，走路时鞋跟有意识地向后移，以保护脚趾。

除此之外，很多人会给鞋子另加软垫，建议大家鞋垫最好选择与全脚掌一样高的，尽量不要额外垫高足弓的软垫，因为这种软垫虽然刚穿上舒服，但是走路时间长了会压迫足部神经和血管，造成局部疼痛。

避免频繁爬山、爬楼梯

适当爬上、爬楼梯对颈肩腰腿有锻炼作用，但是频繁爬山、爬楼梯就会把健康转变为损伤了。因为爬山、爬楼梯时关节负重是正常走路时的4~5倍，长期承受这样大的重量更容易造成关节磨损，所以对于喜欢爬山的人，建议每周1次，每次不超过2小时为宜；爬楼梯建议每次不超过20分钟为宜。对于中老年人来说，能坐电梯就坐电梯，必须走楼梯时，一定要注意上楼梯时要扶着栏杆或墙，不要跨步上楼梯，要等双脚全部在一个台阶上后，再走下一步。

避免在过硬的地面上运动

在水泥地、大理石等过硬的地面上跳绳、运动等，容易损伤关节软骨。关节软骨大概有1~2毫米，作用是缓冲压力，保护骨骼不破裂。而在过硬的地面上运动，其反作用力对关节和骨骼损伤是难以想象的，有的人甚至会损伤颈椎，出现头晕、恶心等现象。所以运动可以选择在橡胶地板上进行，或者在原有的较硬的地板上铺一层厚厚的塑胶垫子、运动地毯等。

女性要避免不合适的胸罩

不少女性有"胸罩综合征"，是由于长期使用窄带式的胸罩或胸罩尺寸偏小，穿戴过紧引起的。长期穿戴不合适的胸罩容易压迫颈部肌肉、血管、神经，使其受累，诱发颈椎病，产生上肢麻木、颈部酸痛、头晕、恶心等症状。所以广大女性在选择胸罩时要注意准确测量上胸围，把软尺放在乳房最高点，绕过身体一周，所得尺寸就是上胸围的尺寸，乳房下垂者应把乳房推高至正常位置再测量；测量下胸围，把软尺放在乳房下围，绕过身体一周，所得的尺寸就是下胸围尺码。得出这两个尺码之后，确定胸罩的基本尺码。胸罩尺码一般是下胸围的尺码，如在购买胸罩时在标牌上看到的75A，其中的"75"指的就是下胸围的尺码，也就是文胸基本尺码，下胸围一般可用标号有70、75、80、85、90、95、100、105等；其中的"A"是罩杯型号，罩杯的类型由乳房的深度决定，一般用英文字母A、B、C、D、E、F等表示。罩杯尺码等于上胸围减下胸围，一般来说，上下胸围每增加2.5厘米，罩杯型号就要增加一个型号。按照以上基本方法挑选完成之后，还要试穿胸罩，确定罩杯大小合适、没有过紧或过于狭窄、肩带不会轻易下滑或脱落即算是舒适的胸罩。

除此之外，要经常活动上肢，在肩部的位置移动吊带。睡觉时要脱下胸罩，在家不出门或不迎接客人时，也可以考虑少使用，这样可以解除或缓解其对胸部的束缚。如果因为穿胸罩出现颈肩腰背痛等症状，不严重时可以做局部热敷和按摩；若症状加重，则应去医院诊治，以免病情进一步加重。

生活中的习惯涉及方方面面，并不只有以上几种，之所以着重说这些习惯，是因为它们对颈肩腰背的影响较大，所以预防颈肩腰背痛，要靠自己努力。我们可以从这些方面出发，发现更多的养护颈肩腰背的小方法，改掉影响颈肩腰背的坏习惯。

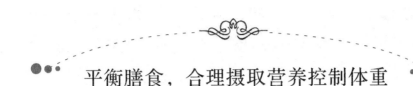

平衡膳食，合理摄取营养控制体重

饮食有偏嗜、营养摄入不平衡，很容易导致骨骼、肌肉缺乏相应的营养滋补，体重难以控制等情况出现。所以平衡膳食、合理摄取营养、控制体重，可以让身体形成良性循环，起到从根本上养护骨骼、肌肉、韧带，预防颈肩腰背痛的作用。

《中国居民膳食指南》是由营养健康权威机构发布的指导性意见，以营养学原则为基础，结合本国或本地的实际情况，以促进合理营养、改善健康状况为目的，教育国民如何明智而可行地选择食物、调整膳食。了解中国居民膳食指南，可以帮助我们平衡膳食，为预防颈肩腰背痛打下坚实的身体基础。

平衡膳食五条核心建议

食物多样，谷类为主 每天的膳食应该包括谷薯类、蔬菜水果类、畜禽鱼蛋奶类、大豆坚果类等食物。谷薯类作为主食，建议每日摄入 250～400 克。每天建议摄入 12 种以上食物，每周能摄入 25 种以上食物。

多吃蔬果、奶类、大豆 蔬菜、水果是平衡膳食的重要组成部分，奶制品、豆制品都是非常重要的蛋白质来源，建议餐餐有蔬菜，每日保证能食用 300～500 克不同种类的蔬菜，其中深色蔬菜应占一半以上，建议增加萝卜、西兰花、菜心等十字花科蔬菜及菌藻类蔬菜的摄入量；建议每天摄入 200 ~ 350 克的多种水果，值得注意的是，果汁不能替代鲜果；建议多摄入不同种类的乳制品，每日大约摄入 300 克鲜奶；建议经常食用豆制品，并适量摄入坚果。

适量吃鱼、禽、蛋、瘦肉 建议每周摄入 280 ~ 525 克的鱼肉、280 ~ 525 克的畜禽肉、280 ~ 350 克的蛋类，平均每天摄入总量为 120 ~ 200 克。相比之下优先选择新鲜的鱼肉和禽肉，少吃肥肉、烟熏和腌制肉食品。

少盐少油，控糖限酒 推荐养成清淡的饮食习惯，减少盐、油脂、糖、酒精的摄入量，建议成人每天食盐不超过 6 克；每天烹调油 25 ~ 30 克；每天摄入的糖不超过 50 克，最好能控制在 25 克以内；提倡每日饮用 1500 ~ 1700 毫升的水，水提倡喝白开水、矿泉水和茶，不建议用各种饮料代替。

吃动平衡，健康体重 所谓吃动平衡，是在饮食与运动之间找到平衡点，从食物中摄取的多余能量通过运动的方式消耗，达到身体各功能的平衡。在建立以上饮食习惯的同时，每个人都应保持足够的日常身体活动，相当于每天 6000 步或以上。"动"不必太过严苛，充分利用外出、工作间隙、家务劳动和闲暇时间，尽可能地增加"动"的机会，减少"静坐"的时间即可。当然，如果有时间做运动，可以每天进行中等强度运动，如游泳、羽毛球、篮球、跳舞等 30 分钟以上；也可以每天进行伸展和柔韧性运动，如颈、肩、肘、腕、髋、膝、踝各关节的屈曲和伸展活动，上、下肢肌肉的拉伸活动 10 ~ 15 分钟；每 2 ~ 3 天进行 1 次肌肉力量锻炼，如俯卧撑、深蹲等，每次 8 ~ 10 个动作，每个动作做 3 组，每组重复 8 ~ 15 次。如此，有计划地进行运动，循序渐进，便能保持吃动平衡，全面调控体重，促进身体健康。

不同人群，平衡膳食有侧重

孕产期女性、儿童、青少年、老年人相较于一般人群来说，对于饮食的要求更为严格、特殊，所以在选择膳食时有侧重点，更能发挥膳食的营养功效，达到促进身体健康的作用。

孕产期女性饮食指导　对于孕早期女性来说，膳食宜清淡、适口；少食多餐；保证摄入足量富含碳水化合物的食物；多摄入富含叶酸的食物并补充叶酸；戒烟、禁酒。对于孕中、末期的女性来说，宜适当增加鱼、禽、蛋、瘦肉、海产品的摄入量；适当增加奶类的摄入；常吃含铁丰富的食物；适量活动身体，维持体重的适度增长。对于哺乳期女性来说，宜增加鱼、禽、蛋、瘦肉及海产品摄入；适当增加奶类，多喝汤水；产褥期食物多样，不过量；忌烟酒，避免喝浓茶和咖啡；科学活动和锻炼，保持健康体重。

婴幼儿及儿童饮食指导　对于婴幼儿及学龄前儿童来说，0～6个月的婴儿最好纯母乳喂养；产后尽早开奶，初乳营养最好；尽早抱婴儿到户外活动或适当补充维生素 D；给新生儿和 1～6 个月的婴儿及时补充适量维生素 K；不能用纯母乳喂养时，宜首选婴儿配方食品喂养；定期监测生长发育情况，及时调整饮食方案。

儿童及青少年饮食指导　三餐定时定量，保证吃好早餐，避免盲目节食；吃富含铁和维生素 C 的食物；每天进行充足的户外运动；不抽烟、不饮酒。

老年人饮食指导　食物要粗细搭配、松软，易于消化吸收；合理安排饮食，提高生活质量；重视预防营养不良和贫血；多做户外活动，维持健康体重，并及时调整饮食方案。

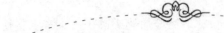

学会调适心情，避免负面情绪使疼痛加重

据研究表明，焦虑、紧张等负面情绪会导致病痛的加重。因为情绪与神经系统的变化息息相关，身体和大脑对于这一变化的应激反应以及患者对病痛的看法会对疼痛产生影响。如持久性的疼痛会给生理、心理造成压力，而这些压力会让患者陷入高度警惕、紧张的状态，并让身体分泌肾上腺素，进一步导致颈背部肌肉紧张和肌肉痉挛，加重疼痛。而且过度敏感的神经系统可能会很容易将这种疼痛视为额外的潜在威胁，并向身体发射危险信号，进一步增加患者的压力和疼痛。因此，想要缓解颈肩腰背痛，学会调适心情也是非常重要的一环。

调适方法一　转移注意力

转移注意力就是把注意力从引起不良情绪的事情转移到其他事情上，这样就可以使人从消极情绪中解脱出来，从而激发积极、愉快的情绪反应。转移注意力可以通过改变注意的焦点来达到目的。当情绪不好时，可以做一些平时感兴趣的事，如绘画、运动、听音乐、看书或者到大自然中走一走等，都会使焦点转移，帮助自己从消极情绪中解脱出来。

调适方法二　合理发泄情绪

一再地压抑情绪，会造成更大的反弹，所以在适当的场合，用适当的方式来合理发泄不良情绪，对于身体、心理健康有双重作用。合理发泄情绪的方法多种多样，如躲在房间适当地哭一场，可以调节人体的平衡，解除紧张、烦恼、痛苦等负面情绪；到郊外等人比较少的地方痛快地喊一喊，可以通过这种急促、强烈、无拘无束的喊叫将内心的积郁发泄出来；向亲朋好友倾诉烦恼，把压力、不愉快的事情都说出来，不仅可以减轻心理负担，还能得到别人的安慰，共同找到解决问题的方法，让心情倍感舒畅。

调适方法三　学会控制情绪

控制情绪就是要做到"喜怒有常"和"喜怒有度"。"喜怒有常"是指要符合常情，合乎常理，当喜则喜，当怒则怒。"喜怒有度"是指情绪表达要分时间场合，不能任其发展，即喜不能得意忘形，怒不可暴跳如雷，哀不能悲痛欲绝，惧不能惊慌失措等，否则自己的身心健康就会受到情绪的影响。自我控制情绪的方法可以参考自我暗示法，如当陷入消极情绪中，通过名人名言、英雄事迹等进行自我激励，达到调控情绪的目的；或进行深呼吸，通过慢而深的呼吸方式来消除紧张、降低兴奋性水平，使波动情绪逐渐稳定下来。

每个人一生中都会遇到各种不良情绪的刺激和伤害，但不能通过随意打骂别人、摔打东西等激烈的手段调适心情，而是应做到宣泄有理、有度，既不损害他人，又能愉悦自己，让自己保持好心情。只有这样，身体才会跟着放松，从而有利于疾病康复，各种各样的疼痛也就随之消失了。

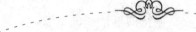

颈肩腰背痛难忍，缓解首选外用药

如今，患有颈肩腰背痛的人越来越多，而且年龄层越来越低，颈肩腰背痛已成为年轻人的"流行病"。为此，我们需要找各种各样的方法来缓解颈肩腰背痛。其中，使用止痛药是见效比较快，且相对省时省力的一种方法。不过众所周知，止痛药分为内服和外用两种，因为口服药需要通过肠胃吸收发挥药效，对于肠胃有一定的刺激作用，且长期服用容易有抗药性，所以治疗颈肩腰背痛，国际上通行的惯例是首选外用止痛药。从药效上讲，外用止痛药与口服止痛药效果不相上下，但外用止痛药只需涂抹在疼痛部位，便可直达患处起效，因此会更快速、高效且简单方便。同时，由于外用止痛药直接作用于局部，药物成分通过皮肤渗透直达患处，有效避免了对肠胃的刺激，更加安全。

目前而言，颈肩腰背痛最常用的外用止痛药为扶他林乳胶剂，它的主要成分双氯芬酸二乙胺，是医生公认的有效止痛药物，每次取3~5厘米药膏涂抹在疼痛处并配合简单按摩，就能被快速吸收，达到镇痛、消肿、抗炎和抗风湿功能。

除此之外，使用中药膏药来缓解疼痛要注意，中药膏药虽然种类繁多，但并不具备消炎的功能，而是具备活血散瘀的功效。平日的扭伤拉伤造成的疼痛，不能立即贴膏药，否则不仅不能消炎、止痛、消肿，反而可能加速肿胀，使病情扩大。正确使用中药膏药的做法是先确定颈肩腰背痛是否属于非炎症肿痛。如果没有炎症，则可以通过以下方法来使用中药膏药。

首先，在红肿痛部位用80%酒精消毒，或用生姜片擦拭，之后将膏药摊开，放在小火上烘软，贴在肿痛部位。

其次，如果贴膏药后患部发痒，可以在膏药外面进行按摩，按摩不见效可将膏药揭下来，用酒精棉球涂擦发痒处，再将膏药加温贴上。如果贴上依然会出现红肿、瘙痒等症状，可能存在过敏现象，应立即停止使用。

除此之外，皮肤发生糜烂及外伤合并感染者，不宜贴膏药；膏药中常含有芳香走窜的成分，孕妇要慎用，尤其忌在脐、腰、腹部贴用。并且，在贴膏药期间，应忌食生冷食物。

要点须知：摆脱疼痛，早注意、早处理、早受益

面对疼痛，尤其是慢性疼痛，只要没有影响正常的工作、生活，很多人都不去理会，或者不认为它有多严重，而是简单处理一下就不再注意了。这样一再地拖延，容易导致疼痛加重，无形中也是放任导致疼痛的疾病任意发展。要知道，对于颈肩腰背痛，预防比治疗更重要，也更容易。事实上，任何疾病都是如此，一旦患上再进行治疗就会变得十分困难，而平时预防，在一些细节上多注意，发现有疼痛及时治疗即可将其清除。

医学上认为，当局部组织出现炎症、损伤、水肿、变性等病理变化时，会将这种刺激通过传入神经传导至大脑中枢神经，从而产生痛觉。所以，往往我们认为的疼痛，并不是单纯的疼痛，其背后可能藏着颈椎病、腰椎病、肩周炎等各种容易造成疼痛的疾病，而疼痛是它们的"先行官"，越早重视，越早治疗，越早受益。

具体来说，颈椎病的早期症状是酸痛，当颈肩部稍有酸痛，并且酸痛有持续性时，就要通过按摩、就医等方法来缓解、治疗了，若任其发展就会导致更加严重的疼痛、颈项僵硬、活动不利，甚至头晕、头痛、恶心、呕吐等症状出现。

肩周炎的早期症状是肩臂疼痛，当出现肩臂疼痛时就要引起重视并进行治疗了，不要认为肩膀疼几天就好了，如果真是肩周炎，任其发展下去会导致肩关节周围粘连，造成活动障碍、肌肉萎缩等严重后果。正确的做法是重视肩膀疼痛，去医院检查，如果有早期症状，通过保健疗法进行防治。

腰椎间盘突出症的早期症状一般是单纯性腰腿痛或坐骨神经痛，如果此时不注意，没有进行检查治疗，症状进一步发展会变为小腿及足背部麻木、下肢肌肉萎缩、膝盖或跟腱反射减弱等，造成不可逆的神经损伤，严重影响工作和生活。

因此，本节内容最主要的一点就是摆正心态，面对疼痛，早注意，早处理，就能早受益。

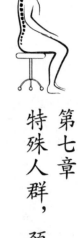

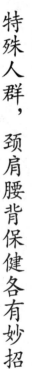

第七章

特殊人群，颈肩腰背保健各有妙招

因为每个人的身体状况不一样，所以防治疾病的具体方法也要有所差别，这样"因人而异、对症下药"才能有效缓解、防治疾病，颈肩腰背痛也是如此。由于疾病千差万别，需要去医院进行具体的检查，专业的诊断才能得出结论，所以本书无法照顾到每一个人，只能以相近的人群划分，根据每个人群的特点来制定颈肩腰背的保健方法，让大家作为日常辅助方法使用。

孕产妇负重大，颈肩腰背保养很重要

孕期是胎儿从受精卵逐渐分化、发育形成，不断长大到能离开母体，适应外部环境的时期，是调养先天的珍贵时期。同时，这一时期母体的变化也比较大，注重这一时期的调养，同样可以促进母体健康。由于怀孕期间体重、负重增加，对于准妈妈的骨骼肌肉系统是一个很大的挑战，很多人会出现腰背部不适或者骨盆疼痛。而产后又要经常哺乳、抱宝宝，对于颈肩腰背又是一个很大的挑战，很有可能造成颈肩腰背劳损，导致疼痛等。所以，通过以下各种方法来养护颈肩腰背，对身体健康来说是非常重要的。

补充营养元素，孕妈妈和孕宝宝双受益

叶酸 怀孕初期是胎儿组织和器官分化的重要时期，叶酸具有造血、预防胎儿神经管缺损及胎儿畸形的功能。这一时期可以适当增加动物肝脏、瘦肉、深绿色蔬菜、鱼、全谷类、柑橘类水果等含叶酸较高的食物。

维生素 A 维生素 A 可以帮助细胞分化，对眼睛、皮肤、牙齿、黏膜的发育是不可缺少的。孕妇可以多食动物肝脏、鱼类、禽蛋，或深色蔬菜、水果，如胡萝卜、菠菜、苋菜、苜蓿、红心甜薯、南瓜、青辣椒等。尽量不要通过药物、保健品补充，因为维生素 A 摄取过量也会导致唇腭裂、先天性心脏病等问题。

钙 钙是胎儿骨骼发育不可缺少的，适当地补充钙还有利于母体的骨骼健康。所以这一时期，要增加含钙较高食物的摄入量，如鱼虾类、黄豆制品、蛋奶、海带、蚕豆、坚果类等。

铁 铁是身体内制造血红蛋白的主要原料，妇女在妊娠期血容量平均增加1500毫升，红细胞中度增生，而血浆相对增加更多，因而出现血液稀释。这种生理性贫血较为普遍，其中以缺铁性贫血较为常见，而贫血又会带来孕妇的不适和胎儿发育迟缓等问题。所以这一时期要增加含铁较高的食物的摄入量，如瘦肉、动物肝脏、蛋黄、谷类、菠菜、桃子、杏仁、葡萄干、贝类等。

锌 孕期补锌对孕妇健康和胎儿正常发育都有重要意义，含锌较高的食物有芝麻、荞麦、玉米、麦片、豆制品、紫菜、花生、核桃仁、牡蛎、贝类、海带、瘦肉等。

当然食物营养素不只这些，但大部分营养物质都是可以通过合理膳食获得的，解决的关键是不偏食。

孕妈妈全方位养骨，有效防治颈肩腰背痛

孕妈妈全方位养护骨骼，对于胎儿生养和孕妇本身的骨骼、肌肉健康都有着重要的意义。

人的骨盆是由骶骨、尾骨和左右两块髋骨组成的，并有两对骶结节韧带、骶棘韧带连接、加固。盆骨关节在非妊娠期，一般是不活动的。但自妊娠10周左右起，卵巢会分泌一种叫"松弛素"的物质，松弛素能使骶髂关节和耻骨联合的纤维软骨及韧带变得松弛柔软，骶髂关节和耻骨联合变宽、活动性增加，以利于分娩时胎儿通过骨产道。

但是，如果骶结节韧带、骶棘韧带过度松弛，就会使耻骨联合分离，骶骨不能固定左、右髂骨，骨盆也会因此缺乏稳定性。另外，孕妇在进行行走、坐立、上下楼梯、翻身等动作时，各块骨骼会出现各自移动，牵拉耻骨间的纤维软骨、韧带，还可引起耻骨和骶髂关节疼痛，严重时疼痛还

会放射到大腿根部或会阴部，甚至造成孕妇行动困难。所以，孕期要特别注意动作应缓慢、轻稳，不要进行跳跃、登高、快速扭转、久蹲等动作。

除了骨盆的变化，随着胎儿的不断长大，腰椎部、下肢承受的压力也越来越大，所以常会出现腰痛、膝关节炎、下肢静脉曲张、水肿等病症。因此，孕期要注意避免搬拿重物，避免长时间保持一种姿势，同时要注意保暖，避免腰背及下肢关节受凉。

产妇保护颈肩腰背，主要是要学会抱孩子

分娩之后，新妈妈一般会经过短期和长期调养来恢复生产耗费的元气，修补身体。所谓的短期调养即坐月子，长期调养是指坐月子之后的三年之内都要精心养护，之后恢复生产前的日常调养即可。

对于新妈妈来说，造成颈肩腰背痛最主要的原因是抱孩子。所以学会抱孩子，是最直接的保护颈肩腰背的方法。

抱孩子是有学问的，在抱孩子时，不要伸直手臂去抱，而是在抱起孩子之前先使宝宝靠近自己的胸口，这样可以省很多力气；从地板上或者其他低的地方抱起宝宝时要屈膝下蹲，但不要弯腰，利用腿部肌肉的力量把孩子抱起来，在这个过程中还要注意收紧腹部肌肉；把宝宝从婴儿床中抱起来时，要先把婴儿床向自己倾斜，并把宝宝轻轻拖过来，而不是直接把宝宝从床上抱起来；需要长时间抱着宝宝时，尽量两手交替，不要一直让单一的一侧负担宝宝的重量；当宝宝长大一些时，尽量使用婴儿车，不建议妈妈使用背带，因为背带可能会影响宝宝髋部的发育。

如果因为抱孩子已经造成了"妈妈手"、颈肩痛、脊柱侧弯、腰肌劳损等症状，可以通过以下方法进行缓解。

热敷缓解"妈妈手" 所谓"妈妈手"，是腱鞘炎的一种，又称为狭窄性腱鞘炎。主要是由于不当地使用拇指和手腕，造成肌腱的反复摩擦，导致腱鞘内渗出、增生和粘连，影响肌腱的正常活动，进而产生疼痛。初起时新妈妈手腕手指活动僵硬，缓慢活动后疼痛可以缓解，如果不加注

意，疼痛加重，不敢活动，将严重影响生活质量。此时勤做热敷能帮助恢复，如每天用热毛巾或热水袋敷手部20分钟，之后放松、按摩疼痛部位或整个手部，有利于增进血液循环，有助于损伤组织的修复。

按摩缓解颈肩痛　之所以抱孩子会出现颈肩痛，是因为面对宝宝柔软的身体，抱着的时候新妈妈难免会紧张，出现两肩耸起、低头随时关注宝宝情况的抱孩子方式，致使整个上半身的肌肉都是紧绷的。时间久了便开始出现颈肩酸痛、手麻等症状。此时勤做颈肩腰背按摩可以帮助解除颈肩痛。具体按摩方法可以参照上文中介绍过的颈肩痛的相关按摩方法进行。

形体训练缓解脊柱侧弯　脊柱侧弯是因为很多新妈妈抱孩子时习惯一个方向抱，作为"主力手"一边的肩膀会不自觉耸起来，时间久了容易造成脊柱侧弯。这种脊柱侧弯一开始是一过性的，当妈妈放下孩子后脊柱会立刻恢复。可是长此以往肌肉便会产生"记忆"，即使新妈妈不抱宝宝时，也会呈现肩膀一高一低、脊柱侧弯的状态，患上"姿势性脊柱侧弯"。此时如果经常更换抱孩子的姿势，并配合形体训练，还是可以恢复的。形体训练最好找专业人士指导进行，自己在家可以做简单的辅助疗法。如两脚并拢，上体朝凸起的一侧侧弯，用两手抓住门框、树干等，坚持20秒，还原；上体正直，不要前倾，上提"侧弯"同侧臂，好像提水桶一样，幅度越大越好，坚持20秒，还原；"侧弯"部朝下侧卧在瑜伽垫上，慢慢举起一侧的腿，幅度越大越好，坚持20秒，还原。每天早晚各练习一次，并根据恢复情况进行调整。

按摩缓解腰肌劳损　腰肌劳损是因为新妈妈产后运动较少、体重增加、抱孩子次数增加等原因给腰腹部造成更大负荷导致的，此时不注意则容易导致腰肌劳损、腰痛。适当进行按摩，经常散步，调整饮食结构控制体重等，能帮助缓解腰肌劳损的相关症状。按摩缓解腰肌劳损的方法可以参考上文中腰肌劳损的按摩方法，只是力度、手法宜轻缓。

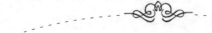

婴幼儿这样养骨，长大后颈肩腰背无病痛

随着经济的发展，社会竞争压力的增大，再加上计划生育的原因，孩子成了一家人的焦点，除了都希望孩子健健康康、快快乐乐的，很大一部分家长希望孩子优秀。几乎从准备怀孕起，即将为人父母的家长们就绷紧了弦，提前做着各种各样的准备。

但是，以前我们的父母一代常说："一周岁以前的孩子哪有生病的？"而现在不同了，儿科病房里新生儿、婴儿的患病率并不低。一到季节交换、气候变化时，儿童医院或者儿科病房里的婴幼儿不计其数。

许多父母，甚至包括爷爷奶奶、姥姥姥爷都在为孩子的健康努力着，结果怎么会这样呢？这也让许多家长感到无奈。怎么才能让孩子体壮骨强、健康成长呢？

育儿儿歌里的养骨方，帮助婴幼儿养骨骼

儿歌中对于养骨比较重要的几句是这样的："若要小儿安，三分饥与寒；一把蔬菜一把豆，一个鸡蛋一点肉；鱼生火，肉生痰，萝卜白菜保平安；少喝饮料多喝水，煎炸熏烤伤脾胃；缺锌缺铁儿常见，调理脾胃是优先。"

"若要小儿安，三分饥与寒"，相信许多人都知道，但实际做起来，与此背道而驰的却很多。中医学认为，小儿是纯阳之体，新陈代谢比成人

快，体温调节能力发育不完善，而孩子一般又活泼爱动，很容易出汗。出汗的过程就是毛孔张开的过程，这个时候很容易受风受寒而生病，所以照顾孩子不要给孩子穿太多，而是要根据环境变化及时给孩子加减衣物。另外，天气偏凉时，孩子的皮肤也会相应地收紧以适应环境的变化，这本身也是对适应环境寒温变化能力的一种训练。所以，适当让孩子受点"寒"对健康还是有益的。

生活中经常听到有家长说"这孩子不吃饭""这孩子吃不了多少"，或者说"这孩子不吃这个，不吃那个"等。而从临床上观察，"积食"的孩子却不少，小儿肥胖更是过度喂养的结果。

对于1岁以内的孩子，家长尽量做到定时定量喂养，最好是少餐多次，宝宝拒绝食物时不要一味地让孩子吃进去，这时候要注意观察孩子是不是有不舒服的地方。有时候，医生会这样对家长说："别把孩子喂得太饱了，喂得太饱了不利于智力发育。"因为孩子饿了，会转动眼珠找吃的，这就是早期的智力训练。对于1岁以上的孩子，家长更要逐步养成定时定量吃饭的习惯。一方面是因为吃饭不规律，饥一顿饱一顿会损伤孩子的脾胃，脾胃一旦受伤，抵抗力也会下降，孩子更容易生病。另一方面，小儿积食，容易积而化热，小儿又为纯阳之体，容易发热。细心的家长可能会注意到，孩子发热多伴有便秘，一旦开始腹泻，就说明快好了，这就是"釜底抽薪"，里热从大便而解。

"一把蔬菜一把豆，一个鸡蛋一点肉；鱼生火，肉生痰，萝卜白菜保平安；少喝饮料多喝水，煎炸熏烤伤脾胃；缺锌缺铁儿常见，调理脾胃是优先"，主要说的是孩子该吃些什么。这里的"豆"指的是五谷杂粮、主食，也就是说孩子吃饭应以五谷杂粮搭配蔬菜为主，可加个鸡蛋，稍加点肉。这种喂养方法可以提供给孩子所需的营养，家长没有必要担心孩子缺这缺那的。几乎所有营养不良的孩子，都与偏食有关。鱼、肉及煎炸熏烤的食物易生火生痰，要控制摄入量，对于湿热体质、痰湿体质或者有呼吸道疾病、积食的孩子更要注意。中医学讲究辨证论治，其实日常饮食、喂养注意辨体质选择食物也是很有益的。家长可以根据孩子的不同情况进行合理选择搭配。以下适合宝宝的食物供参考。

奶制品　奶类营养丰富，牛奶中富含蛋白质、维生素及钙等，并且容易被人体吸收。

豆制品　蛋白质含量高、质量好，且含钙丰富。多食豆制品可促进婴幼儿骨骼发育。

牛肉　蛋白质含量高。

排骨　富含钙、髓质与优质动物蛋白质。

鱼肉　含球蛋白、白蛋白及大量不饱和脂肪酸，还含有丰富的钙、磷、铁及维生素等。

动物肝脏　含钙丰富，还含有丰富的优质蛋白、维生素及微量元素，并含有大量的胆碱和铁。

紫菜、海带　富含碘，有利儿童生长发育。

虾皮　钙、锌含量较高。

胡萝卜、西兰花、花菜、芒果　含有丰富的胡萝卜素，可在体内转化为维生素 A，有益于皮肤、眼睛健康。

核桃、杏仁（大杏仁）、榛子、腰果　热能高，蛋白质丰富，但肥胖的婴幼儿应少吃。

捏脊疗法，为宝宝的骨骼健康储存"能量"

中医学强调"治未病"，就是通过预先采取措施，防止疾病的发生与发展。它包括未病先防、既病防变、愈后防复三个层面的意思。小儿脏腑娇嫩，形气未充，五脏六腑功能均不足，尤其以脾、肺、肾三脏不足突出。脾脏不足，故小儿积食、腹痛、腹泻等常见；肺脏不足，故感冒、咳嗽、肺炎、喘症等常见。孩子生病家长是最着急的，临床上经常听到家长说："每天小心翼翼地照顾着，怎么还是生病呢？"在这里推荐给大家一种小儿日常保健法——捏脊疗法，以防患于未然。

捏脊疗法是以中医阴阳、经络、气血等理论为指导，运用推、拿、提、捏等手法，刺激脊背部，来防治疾病的一种推拿方法。

捏脊疗法能刺激督脉、膀胱经等经络。督脉为"阳脉之海"统管一身之阳气；后行于脊柱的内部，上达项后风府，进入脑内，"肾主骨生髓""肾藏精，精生髓，髓养骨""脑为髓之海"，所以督脉与脑、髓、骨息息相关。膀胱经分支行于脊柱两旁，其上分布着五脏六腑之腧穴，刺激膀胱经可以调节五脏六腑的功能活动。因此，捏脊可以起到调和阴阳、调和脏腑、畅通气血、扶正祛邪等作用，可用于防治多种疾病，尤其适合于小儿。捏脊疗法还具有安全、有效、经济、无毒副作用的特点。

基本操作方法为小儿取俯卧位，术者站立于小儿后侧，先用双手拇指和食指夹起尾椎两侧的皮肤，食指及中指在前导引，拇指在后向下压的同时往上推，松紧交替推至颈部，中间不要间断。重复操作 2 遍后，自第 3 遍起，每向前移动 3 次，双手在水平方向呈 90°角用力将皮肤向上抻拉抖动一下，以皮下椎节有响声为度，即"三捏一提法"，共操作 6~9 遍。然后用双手拇指指腹按于脊柱两旁的膀胱经各腧穴自上而下按揉 3 遍。最后沿脊柱上下轻轻行擦法 10~15 次。

在进行小儿捏脊时，开始用力要轻，动作要柔和，适应后逐渐加力，让小儿有个适应的过程；另外，注意保暖，以室内温度不低于 20℃ 为宜，同时操作者可先将手搓热再开始操作。

总之，家长顺应环境温度变化更换衣物，根据孩子的具体情况有规律地喂养，适当帮助孩子捏脊，并注意孩子的心理健康，再加上孩子天生活泼好动的自由发挥，孩子就能骨壮身强，健康成长。

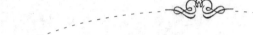

青少年处于发育期，调好颈肩腰背少病痛

青少年期一般指 12～28 岁，是从儿童期到成年人的过渡期，通常把 12～15 岁称为少年期，16～28 岁称为青年期。人在小儿期（出生～12 岁）时，身体特点是脏腑娇嫩，形气未充，而青少年期则是形气渐充，身体逐步强壮的时期。青少年期也是生理、心理变化发展的关键的时期，这一时期的身体的调养、心理的疏导，对今后的身体健康、心理健康都有重要的影响。

在生理上，由于生长发育快，身体各部分的功能逐渐接近成年人，而随着眼界的开阔，思维能力也会有很大的提高，另外，第二性征出现，性意识逐渐觉醒。所以，在这形气渐充的关键时期，要在饮食、运动、心理方面做好调理疏导，这样才能使行气充实，骨健筋强肉丰体壮。心理疏导是引导孩子正确认识自己身体的变化和心理的变化。因为这一时期，孩子理解力有了提升，自我意识增强，但对问题的认识程度还是有限的，所以家长、老师的正确引导，对孩子树立正确的世界观、价值观至关重要。

青少年期，除了注意饮食营养供应充足，适度、适量的运动以促进人体的正常发育外，还要注意近视、龋齿、肥胖、脊柱弯曲等疾病的预防和治疗。其中肥胖与脊柱弯曲对颈肩腰背有深远影响。青少年颈肩腰背出现问题，不仅仅是影响身体健康，还会影响其形象、气质，甚至对将来的工作、生活造成影响。

青少年肥胖，重在预防

青少年肥胖的主要原因是营养过剩，运动量小，进食多，消耗少，多余的热量以脂肪的形式储存在体内。许多人觉得胖就胖点儿，只要感觉没什么不舒服就可以了。殊不知，肥胖可导致青少年早熟、增加五脏的负担，久而久之，心脑血管病、高血压病、高脂血症、糖尿病、关节炎等疾病就易接踵而至，所以有效预防和治疗肥胖对今后的身体健康非常重要。

肥胖的关键还是预防。肥胖的起因源于过度喂养，这要求父母要提高认识，充足的营养是健康的基本保证，但过犹不及，在孩子喂养上做到适时适量，有规律地喂养，更利于孩子的健康发育。另外，现在孩子偏嗜肉类、零食、饮料的也偏多，而肉类脂肪含量偏高，零食、饮料含食品添加剂较多，故过度食用对健康也是一种损害。

另外，青少年期，体格逐渐强壮，力量和耐力都有了不同程度的提高，所以针对这一时期偏胖的孩子，可以让他们参加一些球类、游泳、长跑、爬山等运动量较大的活动，促进代谢，减轻体重，强壮骨骼肌肉。过度肥胖还可以运用针灸、推拿、甚至手术等方法控制体重，以预防因肥胖导致的高血压病、高脂血症、心脑血管病等。

后天性脊柱侧弯，以下方法巧防治

这里所说的脊柱侧弯是后天性脊柱侧弯。脊柱侧弯是指脊柱的某一段持久地偏离身体中线，使脊柱向侧方凸出弧形或"S"形为主要表现的疾病。脊柱侧弯是危害我国青少年儿童的常见病、多发病，常常会对患者产生生理和心理双方面的影响。

脊柱，也叫脊梁，是人体的支柱，由其支起的胸腔、腹腔中，含有五脏六腑重要器官，它对人体的重要性不言而喻。从中医学角度来讲，脊柱之上是主一身阳气之督脉，脊柱两旁则分布着五脏六腑腧穴的膀胱经。所以脊柱出现问题，对人体健康的影响是比较明显的。脊柱侧弯会引起脊柱本身和脊柱两侧受力不平衡，在儿童或青少年期会影响生长发育，导致身材矮小、驼背等，严重者可影响胸廓发育，压迫心肺，进而引起心肺功能障碍或衰竭，危及生命。脊柱弯曲时，脊柱周围的筋肉、经络腧穴也会受到相应的影响，容易引起相关脏腑的健康问题；反过来，脏腑有病变，脊柱两旁的腧穴上也会发生肿胀、疼痛等反应，时间长了，也易引起脊柱弯曲。而且脊柱侧弯在心理方面会使许多患儿有自卑、羞涩、恐惧、自闭的病态性格。因此，通过以下方法防治脊柱侧弯至关重要。

调整饮食　脊柱侧弯与营养不足有关，要注意调整饮食，增加钙质、蛋白质的摄入量，平素可以增加牛奶、蛋黄、鱼虾、瘦肉、核桃、芝麻、瓜子、松子、榛子等食物的摄入，必要时可以在医生指导下通过药物来改善。

改正不良姿势　人们常说："站有站相，坐有坐相。"这并不单单是对人体外在形象的要求，对维护骨骼系统的正常结构、促进骨骼健康发育也是很有意义的。正确的姿势可以参考上文中关于姿势的相关内容进行。而对于姿势，两个姿势要着重说一下，一是读书的姿势。青少年读书时间较长，读书时不要侧歪着身体，以避免增加背部脊柱的侧压力，姿势要端正，下课不要坐着一动不动，而应站起来活动一下。二是背书包的姿势。青少年背书包，尤其是较重的书包，尽量用双肩包，以避免造成脊柱两侧肌肉的紧张度明显不同。否则时间长了就会出现一侧肌肉萎缩而另一侧由于紧张而隆起，形成固定性侧弯。

选择舒适的鞋子　鞋子的选择上，不要选过大的鞋子，或者是限制踝关节活动的靴子，少年时期不要选择高跟鞋，青年期也尽量不穿过高、过细跟的鞋子，否则会加重脊柱，尤其是腰椎的负担。

积极参加体育活动　加强体育锻炼，可以促进骨骼肌肉的发育，强壮骨骼，增加肌肉弹性和韧性，更好地维持肌肉关节的稳定性。对于已经有轻度侧弯，或腰背部已有劳损出现酸胀疼痛的人，可以多拉单杠、双杠、吊环，多做些前后滚翻、仰卧起坐，或者多做些平衡木、跳箱活动，使挛缩的肌肉及时得到舒展，恢复正常。

中老年人，已经退变的
颈肩腰背要重点调养

现在，各种媒体有关养生的宣传，大多是面向中老年朋友的。不仅是因为中老年朋友时间宽松，经济上也比较宽裕，更重要的是因为到了这个年龄段，各种疼痛、麻木、肿胀、酸重或者活动不利、关节变形等不适容易逐步找上门，给中老年朋友的生活带来了各种各样的不利影响，所以他们更注重养生调理身体。

一般来说，人的身体在35岁左右开始走下坡路，但这时候，由于身体素质的下降是缓慢逐步发展的过程，人们可能会感到精力、体力不如以前，但大多数人不会有特别明显的不适，所以大都不注意保健调理。如此慢慢积累，便会出现头晕耳鸣、头痛、肩背酸重、关节疼痛肿胀、腰膝酸软、失眠多梦、五更泄、便秘等一种或多种症状。此时，人们才开始重视起来，但是走进医院检查时，已经患有高血压病、高脂血症、糖尿病、心肌缺血、脂肪肝、颈椎病、腰椎间盘突出症、腰肌劳损等各种病症，为调理治疗增加了难度。

如果细心观察一下周围50岁以上的人，你可能会发现，这个年龄真正没有一点儿问题、很健康的人很少。而患有腰腿痛、足跟痛、颈椎病、骨质增生症、骨质疏松症、心脑血管病、糖尿病等疾病的人却很多。

那么，中老年人应该怎样保健，怎样调理自己的身体，使自己更健康呢？从颈肩腰背的健康方面来说，养骨是最基本的养护方法。首先，人到

50 岁左右，大多牙齿开始或已经脱落，中老年人骨质疏松和骨质增生的发病率相当高。另外，骨关节变形的也较多，如脊柱侧弯、脊柱僵直、关节肿大等。而在这个年龄段，牙齿坚固、骨骼强壮、各关节活动自如的人恰恰是那些身体健康的人。从这一点上我们可以看出，养骨对于健康，尤其是颈肩腰背的健康来说是基础。

说了这么多，中老年人到底应该怎样养护骨骼、肌肉来延缓衰老、促进人体健康、提高生活质量呢？根据中老年人的身体特点，其养护骨骼、肌肉，促进身体健康的方式可以概括为三方面，即"管住嘴、迈开腿、放下心"。

管住嘴　俗话说"病从口入"，以前指的是不注意饮食卫生能导致生病，现在应该理解为不注意合理膳食，可导致多种疾病。另一方面，步入老年，脾胃消化能力下降，饮食从量、时间、食物种类上也要注意调整。首先要规律饮食，一日三餐，定时定量，对于脾胃功能偏弱者可以一日四餐、五餐，甚至六餐，以少量多餐为原则，并注意晚餐不要吃太多。其次，饮食宜清淡，多吃些如芹菜、菠菜、黄瓜、萝卜、菜花、香蕉、苹果、橙子等绿色蔬菜和水果，适当摄入瘦肉、禽蛋、鱼虾等，既要保证营养供应，又要注意不可过于肥甘厚腻。最后，戒烟少酒，吸烟对身体健康有多方面的损害，人上了年纪，呼吸系统防御能力也下降，其实不管是中老年朋友，还是年轻人为了健康都应该戒烟。人上了年纪，气血易虚，适当饮酒可以促进气血运行，当然，一定要根据自己身体情况，少量饮用。

迈开腿　中老年人要根据自己的身体状况选择适合自己的锻炼方式。锻炼和体力劳动不同，体力劳动多是重复性动作，时间久了易导致活动部位的劳损，而锻炼是身体多部位协调性动作，可活动到平时不容易活动到的部位，促进各部位血液循环，强壮骨骼肌肉，纠正小关节紊乱，从而强身健体。适合老年人的运动很多，如太极拳、八段锦、快走、骑自行车等，不管是选择哪种运动都要根据身体状况，老年人的运动还是以"和缓、平稳"为好。

放下心 中老年人多半已经退休，空闲时间相对较多，对周围的人、事观察也比较细致，尤其对于年轻一代的生活方式、消费观念、处事方式等易出现分歧。久而久之，容易对周围事物持否定态度，影响心情。中医学认为，情志不舒是影响健康的重要原因，情志不舒则气机不畅，进而影响到血液、津液的运行，久之还可导致脏腑功能的下降，健康也就出问题了。随着经济的发展，社会的进步，人们的思想、行动也在发生相应的变化，这是社会发展的必然结果，中老年人要学会接受这一现实。正如《素问·上古天真论》说："恬惔虚无，真气从之，精神内守，病安从来。是以志闲而少欲，心安而不惧，形劳而不倦，气从以顺，各从其欲，皆得所愿。故美其食，任其服，乐其俗，高下不相慕，其民故曰朴。是以嗜欲不能劳其目，淫邪不能惑其心……所以能年皆度百岁而动作不衰。"另外，中老年人可以根据自己的爱好，从事一些如下棋、练书法、画画、剪纸、插花等的事情，一方面转移自己的注意力，另一方面可以修身养性，并能促进神经细胞活动，有效延缓衰老。只有"舍"才有"得"，所以要学习"放下心"，心情好了，气顺了，身体也会更健康。

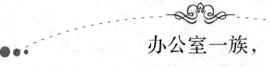

办公室一族，
缓解颈肩腰背僵痛的自疗法

办公室一族往往属于久坐族，虽然体力劳动强度不大，但是需要很高的专注程度，恰恰是颈椎病、腰椎病的诱发因素，因此办公室一族成为颈肩腰背痛最常"关照"的人群。

由于办公室一族往往工作忙碌，所以碎片化的、利用工作间隙就能完成的放松小动作，最适合办公室一族放松关节、肌肉，防治颈肩腰背僵痛。

方法一　伸挺运动

坐伸挺　右腿伸出，左腿屈膝向内，躯干保持正直；身体向右腿方缓慢倒下，尽量贴近大腿；右肩膀放在右腿膝盖上，左手向下伸出，尽量抓住右脚踝，保持动作15～20秒。之后换方向重复，左右各做3次。

站伸挺　挺直站立，双腿分开与肩同宽，右手臂高举过头，左手紧贴大腿侧；缓缓向左侧倾倒身体，保持头与脊柱成一直线，右手臂尽量贴近脸颊向左侧伸展，左手臂下滑至脚踝，保持正常呼吸6～8次。换方向重复，左右各做3次。

跪伸挺　跪立，躯干正直，双手与背后相握，手臂带动肩膀慢慢下沉，抬头，胸部向前用力推出，保持正常呼吸3～6次；缓缓将躯干挺直还原，然后双手放于小腹前侧，背部向后推出，双手向前推出，保持正常呼吸 3~6 次。该组动作重复 3 次。

以上伸挺运动相当于全身的拉筋运动，在办公室就能进行，占用时间不多，但是效果等同于拉筋运动，可以放松全身关节、肌肉，扫除疲惫、劳损等，养护颈肩腰腿。

方法二　简单伸颈法

全身放松，抬头缓慢抬头看天，并尽可能把脖子伸长到最大幅度，以有胸腹也一起向上伸展的感觉为度，伸长时颈部与身体保持一条直线，身体不要向后倒；将伸长的脖子慢慢向前、向下进行运动，进行过程中身体依然要保持挺直，肩膀不要跟着向前耸。

这个动作比较简单，工作间隙抽空就能做，每次做完都能感觉颈部轻松不少，对于防治颈椎病以及颈椎病导致的颈部酸痛、僵直效果良好。另外，这个动作还可以带动背部肌肉，让背部也得到一定程度的放松。

方法三　转身拍肩运动

右手掌拍左肩部，同时将头尽量转向左侧至最大限度，左手向左后摆，随着旋腰向左侧，稍停留；换左手掌拍右肩部，同时将头尽量转向右侧至最大限度，右手向右后侧摆，随着旋腰向右侧，稍停留。反复拍打 6 次左右即可。

这个动作可以一次活动到颈部、肩部、腰部、背部四个部位，对于缓解颈肩腰背疲劳，放松肌肉效果良好。

方法四　双手压颈法

双手十指交叉，放在后颈部，即枕部的位置，头颈上抬，双手下压，利用两股力量相争的力道，保持 10 秒钟，还原，反复进行 5~10 次。

动作完成后，颈部会有酸胀、发热的感觉，这是放松颈部肌肉的正常现象，一会儿就会消失，长期坚持可以有效避免颈部损害，预防颈椎病。

除此之外，办公室一族还可以通过以下方法来缓解颈肩腰背僵痛导致的其他并发症状，如头痛、头晕、眼胀等。

方法一　梳头皮

十指自然分开，微微弯曲，用指腹部，从前额向枕后梳头，与日常梳头一致，只不过是用手代替了梳子。在头皮时，力度由轻到重，双手同时或交替进行 20 ~ 30 次。这样可以改善头部血液循环，有助于缓解颈椎病和忙碌工作导致的头昏、头痛等症状。

方法二　按揉太阳穴

双手拇指指腹按揉两侧太阳穴各 1 分钟，可以起到清热消肿、通络止痛的功效，对于防治颈椎病引起的头痛、眼胀、眼痛尤为适宜。

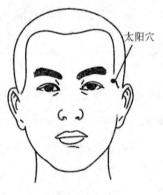

图 78　太阳穴

图注：太阳穴在耳廓前，前额两侧，外眼角延长线的上方。

方法三　掐按虎口

用拇指掐住虎口部位，边按边揉 1 分钟，左右手交替进行，用力不宜过大，以局部出现酸胀感为度。由于虎口处有合谷穴，所以常常掐按有清热解表、通经活络、镇静止痛的功效，对于缓解颈椎病引起的手指、上肢疼痛、麻木、酸胀、无力非常有效。

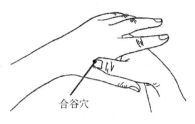

图 79 合谷穴

图注：合谷穴在手背，第 1、2 掌骨间，当第 2 掌骨桡侧中点处。

掐按完虎口之后，还可以按揉手掌大鱼际附近的劳宫穴，用力宜大，按揉 1 分钟，以手部有酸胀感为宜。这样可以进一步增强掐按虎口的功效，活动整个手部，同时对上肢起保健作用。

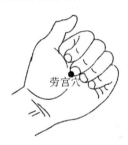

图 80 劳宫穴

图注：劳宫穴在手掌部，当第 2、3 掌骨之间偏于第 3 掌骨，握拳屈指时，中指尖所指掌心处。

方法四　揉按胳膊抖上肢

用左手揉按右胳膊，来回 6 次，然后换右手揉按左胳膊，同样进行 6 次，之后快速抖动上肢，可以有效缓解颈肩腰背痛导致的上肢酸麻、无力。抖上肢也可以请别人帮忙进行，让帮忙的人以双手握住自己手掌的两侧，快速抖动上肢即可，抖动幅度由小到大，速度由慢到快，抖动 1 分钟左右即可。相较于自己抖动而言，别人帮忙抖动可以更好地活动腕部，消除腕部疲劳、酸胀感。

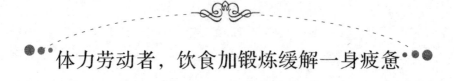

体力劳动者，饮食加锻炼缓解一身疲惫

　　体力劳动者是指主要通过运动系统活动进行劳动的人，如车间操作工、建筑工人、务农人员等。经常参加体力劳动的人一般比较有力量，身体比较强壮，但是在临床上，观察以体力劳动为主要劳动方式的中老年人，其颈椎病、腰椎病、骨性关节炎、静脉曲张、高血压病、高脂血症、心脑血管病的发病率也比较高。所以，体力劳动不等于体育活动，体力劳动者同样要注意锻炼身体，调整膳食结构，为健康保驾护航。

　　一般来说，体力劳动者往往重复性动作比较多，劳动时人体常常只能按照某种固定的姿势来操作，也只有相应的部分骨骼、肌肉处于活动状态，而长时间快节奏的操作，还易导致这部分肌肉骨骼负担过重，造成损伤，因此体力劳动不能代替体育锻炼，体育锻炼是为健康而做的促进机体协调、健康发展的运动，体力劳动者适当地参加体育锻炼，可以缓解体力劳动后的肌肉骨骼关节疲劳，使全身各器官组织处于平衡协调健康的状态。

　　除了体育锻炼外，由于体力劳动者尤其是重体力劳动者能量消耗较大，在膳食方面也要注意调整，食物供给要保证足够的热量和各种营养素的需求。这点可以根据体力劳动的轻重、工作环境的不同，分别予以搭配。例如，炼钢工人、纺织厂车间工人、夏季室外建筑工人，由于工作环境温度较高，人体出汗较多，人体水分、矿物质、维生素等丢失较多，因此从事这些工作或类似工作的人要注意及时补充水分，食物选择上可增加矿物质、微量元素含量较高的食物，以防中暑等病症的发生。

体力劳动者的膳食应提供足够的热量，保证正常工作的需要。各种工种的工作环境和强度不同，选用相应的食物可在一定程度上抵消或解除有害因素的影响。因此，必须注意膳食的合理选择和搭配，满足机体对热量和各种营养素的需要，如菠菜、油菜、鱼虾、海带、胡萝卜等。除了水、微量元素外，还要注意补充蛋白质，可以适当增加豆制品、奶类、蛋类、肉类、动物内脏等的摄入量。对于长时间处于低温环境中的工作人员，也要注意补充能量（热量丢失较快较多）、维生素 A（提高抵抗力），并注意保暖，防止受凉、冻伤等。

体力劳动的行业多种多样，工作方式和环境也各有不同，大家要注意根据自身工作环境的不同做好相应的防护，如翻砂车间工人要做好粉尘防护，配漆工人要做好有害气体防护，电子产品生产测试车间工人要做好辐射防护等，这些防护对于身体健康尤其是远期健康起着至关重要的作用。

总之，不管从事哪种工作，都应学习"文武之道、一张一弛"，既不要过度安逸，也不要过度劳累，使身体保持健康、平衡、协调的状态，才是防治颈肩腰背痛的关键。

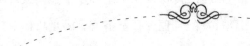

驾驶员，多样方法减轻颈肩僵硬

驾驶员由于每天开车时间较长，身体基本上保持一个姿势，容易使脊椎肌肉韧带长时间处于牵拉状态，出现肌肉疲劳，发生劳损，弹性变差，对脊椎的保护稳定作用减弱，造成颈椎病、腰椎病、肩关节疾病等。可以说驾驶员是非常容易合并患上颈肩腰背痛的一种职业。因为驾驶员要"眼观六路"，所以颈椎活动量大，容易导致颈椎损伤，发展成颈椎病；长时间坐着，容易使腰部肌肉产生劳损，弹性变差，降低对腰椎的保护稳定作用，从而引发腰椎间盘突出症、腰肌劳损等；胳膊一直操作方向盘，肩部、腕部的劳损也相对严重，容易患肩关节疾病、腱鞘炎等。为了更好地保护自己的身体健康，从事驾驶员行业，或者经常开车的朋友可以参考以下减轻颈肩腰背僵硬的小方法。

方法一　注意开车姿势

正确的姿势可以在很大程度上帮助驾驶员缓解疲劳。一般来说，正确的开车姿势要做到身体坐稳，对正方向盘，把座位和距离调整好，即在保证自己舒适的前提下，做到背部可以紧靠座位靠背，胸部稍微挺直，双手分别握在方向盘两侧，双眼平视前方的状态。

在此基础上，如果肩部酸痛，可以调整一下座椅，调整到伸头就能看清楚前方情况的状态；如果出现脚腕发酸、发软，可以让左脚在不换挡的时候尽量平踏，并在停车空隙转动一下脚腕。平时还可以在车里备一双舒适的平底鞋，以便开车时专用；如果出现腰部疼痛、发酸，应尽量避免反复弯腰扭转以及长时间开车，并在汽车座位内凹的部位配一个合适的腰托，以此减少腰部悬空的不适。如果开车途中感觉腰部酸疼，可以把车停在安全的地方，下车活动一下再继续开车。

方法二 不要频繁急刹车

开车时以平稳、匀速为主，不要频繁急刹车。因为急刹车的惯性及前冲力较大，会使司机身体向前急冲，导致颈椎、腰椎随之向前猛地屈曲，之后又弹回原位，长此以往容易形成"摇摆伤"，导致腰肌劳损、筋膜炎、腰椎间盘突出症等。

方法三 注意肩部、腰部保暖

肩部、腰部易受寒凉，开车的时候尤其要注意保暖。秋冬季节风大且凉，不要开着车窗驾驶；夏天车内空调不要对着肩膀、腰部直吹，而且温度不宜太低，以车内与车外温差控制5℃以内为宜。

方法四 开车间隙活动一下

堵车或者在休息区时，可以常做以下小动作，帮助自己缓解开车疲劳，防治颈肩腰背痛。

展肩背 右手伸至胸前，不要用力，以左手轻拉右手肘，持续5~10秒。也可挺直背部，双手环抱肘关节，然后将双臂抬起放在脑后，低头，眼睛向下看，同时深呼吸5次，再恢复到原来的姿势。这一动作可以让身体从腰部尽量向后仰，加强腰背肌的肌肉力量，增加脊柱的稳定性。

转腰身 身体坐直，肩膀下沉，用腰带动身体向左转，右手搭在方向盘上，左手向后放在靠背上，然后换方向重复这个动作。

方法五　热敷自疗多管齐下

热敷腰部　趴在床上，用热毛巾或热水袋敷腰部20～30分钟。之后如果能着重按摩腰阳关穴3分钟，效果会更好。如果自己碰不到腰阳关穴，可以请家人帮忙。此法有祛寒除湿、强壮腰膝、舒筋活络等功效，对于缓解腰背腿痛效果良好。

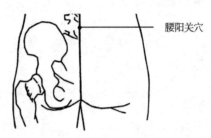

———— 腰阳关穴

图81　腰阳关穴

图注：腰阳关穴在脊柱区，第4腰椎棘突下凹陷中，后正中线上。

常抖腿　双足分开，与肩同宽，快速抖腿1～2分钟，可以起到放松腰腿部肌肉、缓解腰痛的作用。

睡前捏跟腱　跪在床上，用两手的拇指和食指中节部位在脚跟上方的跟腱部位进行拿捏，捏的时候可以稍微用力些，既能缓解足部、腿部疼痛，也能帮助放松腰部。

方法六　开车超过2小时要休息

由于车内空间相对狭小，且开车一直处于身体、精神高度集中的状态，所以非常容易疲惫。因此建议连续开车时间最长不要超过2小时，每隔1小时最好休息10分钟，下车散步、活动一下腰部，促进全身血液循环，放松腰背部肌肉，减少颈肩腰背痛发生的概率。

总之，经常开车的人都知道，疲劳驾驶是一件非常危险的事情，通过以上方法调整身体状态，让自己轻轻松松开车出门，平平安安开车回家。

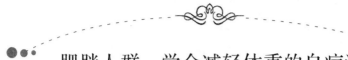

肥胖人群，学会减轻体重的自疗法

经济的发展带来食物的极大丰富，科技的发展更多地解放了劳动力，人们的生活水平在不断提高。与此同时，居民的膳食结构在不断变化着，体力劳动也逐步减轻，摄入增多、消耗减少的结果是容易出现肥胖。据调查，近年来我国超重和肥胖的比率明显增加，而由肥胖引发的各种慢性病的发病率和死亡率也迅速上升。所以，预防超重和肥胖，也成为关乎我国居民健康的重大公共卫生问题。

生活中，常用体重指数（BMI）来评价人体的胖瘦，体重指数（BMI）也是目前国际上常用的衡量人体胖瘦程度及是否健康的标准。其计算方法是用体重千克数除以身高米数的平方。例如，一个体重60千克，身高1.60米的人，其计算式为60÷（1.60×1.60）＝23.438。一般以体重指数＜18.5千克/平方米者为体重过低；体重在数在18.5～23.9千克/平方米为正常；体重指数≥24千克/平方米为超重；体重指数≥28千克/平方米为肥胖。对于有些BMI增高的患者不是脂肪增多，而是肌肉或者其他组织增多者，可参考腰围、臀围、脂肪厚度等综合分析。另外，常用的计算方法还有以下几种方法。

（1）标准体重＝［身高（厘米）－100（厘米）］×0.9（千克）。

（2）标准体重（女）＝［身高（厘米）－100（厘米）］×0.9（千克）－2.5（千克）。

（3）正常体重：标准体重 ±10%。

（4）超重：大于标准体重 10% 小于标准体重 20%。

（5）轻度肥胖：大于标准体重 20% 小于标准体重 30%。

（6）中度肥胖：大于标准体重 30% 小于标准体重 50%。

（7）重度肥胖：大于标准体重 50% 以上。

中医学认为，肥胖是由于先天禀赋因素、过食肥甘厚腻、久卧久坐、活动锻炼较少等引起以气虚、痰湿偏盛、体重超标为主，并多伴有头晕乏力、神疲懒言、少动气喘等症状的一类疾病。肥胖是一种营养过剩的疾病，不仅患者有体弱无力、行动不便、动则气喘、心悸、怕热多汗或腰腿疼痛等症状，而且多伴有血糖、血脂等代谢异常或内分泌功能异常，此外，也常并发或加重消渴、眩晕、头痛、胸痹心痛、痹症、胁痛等病症，严重危害人体健康。

现代医学也认为肥胖者，尤其是向心性肥胖者比一般人更容易患高脂血症、高血压病、糖尿病，这就极大地增加了心脑血管病的危险。肥胖者由于肥胖增加了腰椎和膝关节的负担，腰椎骨质增生、腰椎间盘突出症和膝关节炎的发生率更高。另外，肥胖者由于体内脂肪过多的堆积，增加了免疫系统的负担，人体的抵抗力也会相应降低。所以，生活中我们经常看到许多肥胖者抗病能力比一般人低很多。所以我们要寻求适合自己的方法来降低体重。

方法一　调整饮食结构

饮食以低糖、低盐、低脂为宜，并适当补充蛋白质和维生素等营养物质，肉类以家禽、瘦肉为主，可适当食用鸡蛋、牛奶、豆制品，增加芹菜、油菜、小白菜等粗纤维蔬菜的比例，瓜果类也以低糖类如冬瓜、黄瓜、番茄、火龙果、杏等为主。除了食物的种类外，量的控制也很重要，一般来说，吃到六分饱即可，尤其是晚餐更要控制进食量。这样就可以避免摄入过多，造成营养过剩。除此之外，也可参考以下食谱减肥。

木耳炒白菜　水发木耳100克，大白菜250克，葱花、盐、味精、花椒粉、酱油、湿淀粉各适量。水发木耳择洗干净，白菜切段。锅中倒入适量油烧热，放入葱花、花椒粉炝锅，加白菜煸炒，炒至白菜油润明亮时加木耳，调入酱油、盐、味精，翻炒均匀，加湿淀粉勾芡即可。平时佐餐常食，有通利肠胃、养胃利水、活血润燥、益气轻身等功效，适用于脾虚湿阻型及胃热湿阻型肥胖症，并可减轻肥胖压迫关节导致的颈肩腰背痛、关节痛等。

凉拌五丝　西瓜皮、黄瓜、冬瓜、白菜帮、芹菜各50克，盐、味精、香油各适量。西瓜皮去外皮，洗净切丝；冬瓜去皮、瓤，洗净切丝；黄瓜、白菜帮、芹菜分别洗净切丝。将西瓜、冬瓜、白菜、芹菜丝放入沸水中焯1分钟，捞出过凉水，控水放入碗中，加黄瓜丝、盐、味精、香油搅拌均匀即可。平时佐餐常食，有清热利尿、消肿减肥等功效，适用于单纯性肥胖以及肥胖导致的颈肩腰背痛、关节痛等。

茼蒿炒萝卜　白萝卜200克，茼蒿100克，鸡汤、花椒、盐、味精、香油、湿淀粉各适量。白萝卜洗净，去皮，切丝；茼蒿洗净，切段。锅中倒入适量油，放入花椒炸出香味，捞出扔掉。放入白萝卜丝煸炒，加入鸡汤翻炒至七成熟，加茼蒿、味精、盐炒熟，加湿淀粉勾芡，淋香油翻炒均匀即可。平时佐餐常食，有消积化痰、宽中下气、和脾利湿等功效，适用于脾虚湿阻型或胃热湿阻型肥胖症，并能通过降低体重达到缓解肌肉酸痛、关节疼痛等目的。

方法二　选择合适的运动方式

由于肥胖者给关节造成的负荷较重，所以很多剧烈运动不适合肥胖者进行。肥胖者根据自身情况，选择合适的运动方式，如快走、慢跑、骑车、游泳、跳舞、瑜伽等相对柔和的运动比较适合。而且要循序渐进地增加运动量，增加能量消耗，并且要持之以恒，这样身体内多余的脂肪才会在一次又一次的运动中得到消耗，体重才会逐步恢复正常。体重减轻了，如高血压病、高脂血症、糖尿病、心脑血管病、关节炎等容易造成颈肩腰背痛的疾病的发病机会也会减少，有利于身体健康。除此之外，以下简单的小动作也可以帮助减轻体重。

空中踩单车法　仰卧在床上或垫子上，然后双腿抬起，保持上身贴地，然后双脚屈膝，交替模拟踩单车的动作，每次约 30～50 次。刚开始，可以在臀部下方垫一个枕头作支撑。做动作时注意脚背最好绷直，动作不要太快，慢慢地把动作做到位，感受腹部及腿部的肌肉变化。此方法可以减掉腰腹部、腿部脂肪，因为腿部在进行动作时，要运用到腰腹部的力量。

屈膝画圆法　侧卧在床上或垫子上，一边肘关节着地，支撑头部，另一只手扶地，保持稳定。双膝并在一起，弯曲 90°，抬起上面的腿，用腿在半空中画圆。每做 10～20 次换另一条腿，重复相同的动作。整个过程中身体腰腹核心紧绷，注意保持骨盆的稳定，动作稍缓。这样可以有效锻炼腰、腹、腿部的肌肉，燃烧脂肪，减肥与保健腰背腿部同时进行。

方法三　适当选择按摩法

减肥按摩指减肥者通过中医按摩来辅助减肥。按摩减肥的效果是促动脂肪，使它经常处在柔软而容易燃烧的状态。

腹部按摩减肥法　本法也可以自己操作，是一种通过按摩腹部以达到减少腹部脂肪目的的按摩方法。腹部脂肪减少相当于为腰背部减轻负荷，对于骨骼、肌肉都有积极意义。

具体操作方法为排空大小便后，仰卧于床上，全身放松；解开腰带，露出腹部，冬季应注意保暖；右手心紧贴腹部，左手心按在右手背上，两手一齐用力从上腹部推到下腹部，重复动作共 36 次；小手指关节紧贴脐部，由上向下移动，直至发热为止；一手掌心贴脐部，另一手按在其余手背上，用力顺时针方向旋转揉动 36 圈。

需要注意的是，按摩腹部时用力要均匀，不能过大、过猛，以免损伤内脏；饭后 2 小时再按摩，效果最好，过度饥饿或暴食后都不宜进行自我按摩；女性在经期、妊娠期、产后 1 个月内都不要做按摩，特别是腰部和腹部按摩是绝对禁止的；患有内脏器官疾病、恶性肿瘤，感染性、化脓性疾病，如烧伤、烫伤、皮肤病等，静脉曲张或血栓性静脉炎、结核性关节炎等疾病的肥胖者不宜采用按摩减肥；骨质增生者，增生部位也不能按摩；自我按摩重在坚持，可在每天起床时和睡觉时各做一次。

穴位按摩法　穴位按摩法可以按摩上脘穴、中脘穴、下脘穴、带脉穴、臂臑穴。持之以恒的按摩对于减肥有意想不到的作用。

上脘穴在上腹部，前正中线上，脐中上 5 寸。经常按摩可以刺激胃肠道蠕动，避免因为食用过多、进食过快等造成的食物淤积胃部而导致的肥胖。按摩时按照顺时针方向按揉 3 分钟即可。

中脘穴在上腹部，前正中线上，当脐中上 4 寸。经常按摩可以加快胃部蠕动，提高人体免疫力。按照顺时针方向按揉 3 分钟，同时使用艾灸法灸至温热，效果会更好。

下脘穴在上腹部，前正中线上，当脐中上 2 寸。经常按摩保证此处畅通，可以促进食物消化，帮助排出毒素，有效减少小腹、臀部或者大腿处的脂肪堆积。用双手大拇指轮流按压 3 分钟即可。

带脉穴是带脉上的重要穴位，上文中我们已经说过如何敲带脉瘦腰腹了，在敲带脉的基础上着重按摩带脉穴 2 分钟，可以加速腰腹部减肥速度。

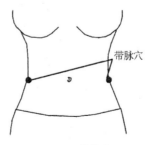

图 82　带脉穴

图注：带脉穴在侧腹部，当第 11 肋骨游离端垂线与脐水平线的交点上。

臂臑穴有通经活络、理气消痰的功效，经常按摩可以减少肩臂部脂肪，降低肩臂部疾病、疼痛的发生概率。拇指压住穴位，剩余四指抓住赘肉向外捏拎200下，坚持1周以上就能初见成效，然后继续坚持下去即可。

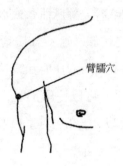

臂臑穴

图83　臂臑穴

图注：臂臑穴位于臂外侧，三角肌止点处，当曲池与肩髃连线上，曲池穴上7寸。

要点须知：一日保养表， 为颈肩腰背保养出谋划策

颈、肩、腰的活动量在一生中可以说是非常大的，特殊人群尤其如此，所以这份一日保养表，可以为一般人群，更可以为特殊人群保养颈肩腰背出谋划策。如果不知道日常生活中该如何保养颈肩腰背，可以参考以下保养计划。

7：00 喝 1 杯温热的开水

每天早上起床后，一般对外界的气候比较敏感，尤其是风、寒、湿因素，会造成颈部肌肉痉挛、血管收缩，导致软组织血液循环障碍，久而久之引发颈椎病。从中医学角度来看，早晨 7 点是阳气生发的时候，这时候喝一杯温热的开水可以帮助人体升温，排除毒素，对颈肩腰背保养、肠胃养护等都有积极作用。当然，温开水可以更换为温热的牛奶、驱寒汤等。驱寒汤的做法也比较简单，将红糖 2 汤匙、生姜 5 片，用水煎 10 分钟后饮用就可以了。秋冬季节，出门前还要做好防寒保暖工作，如戴帽子、围巾保护头、颈、肩部，戴护腰保护腰背等。

10：00 花 10 分钟的时间做做操

此时我们基本已经伏案工作了两三个小时了，身体各关节，尤其是颈椎、腰椎已经有点累了，因此不妨停下手头上的工作，让自己的身体做做操。除了本书中介绍的各种活动方法之外，还可以进行非常简单的活动，如站起来旋转一下头颈部、活动一下腰椎、转动一下腕关节、做一下体侧拉伸、适当进行下蹲动作等，只要简单活动 10 分钟，就可以放松肌肉、活动身体各关节，缓解疲劳。

12：00 最好睡一个简短的午觉

午觉最好在饭后 20～30 分钟之后进行，在床上、沙发上、躺椅上，采取平躺仰卧或侧卧位休息 15～30 分钟为宜。上班族如果没有条件，可以准备一个 U 型枕套在脖子上，让颈椎处于比较自然的状态，准备一个小靠垫垫在腰部和椅背之间，防止腰部悬空，简单闭目休息一下。如果只能趴着睡，可以拿一个柔软且有一定高度的东西垫在头下，胳膊环绕抱着垫子休息一下。

14：00 通过穴位按摩放松颈椎

虽然经过了午休，但是又经过了一个多小时的工作，加上上午累积的疲惫，此时的颈椎还是需要特别按摩放松一下的。首先，可以将双手十指交叉置于脑后，用双手拇指指腹抵住两侧风池穴用力按揉 3～5 分钟，以此来改善脑部供血；其次，左手通过前胸顺势搭在右侧肩部，中指所对肩膀中间的位置为肩井穴，用力按揉 2～3 分钟直到有酸胀感，然后换右手对左侧肩井穴进行同样的按摩；最后，一手手掌紧贴颈部后方，稍用力来回摩擦颈部 25 次左右，之后换另一只手再摩擦颈部 25 次左右，直至发热。

18：00 给清淡饮食加点补肾髓的材料

晚餐宜吃得少、吃得清淡。如果是忙碌的上班族，没有足够的时间准备健康营养的早餐和午餐，那么在吃晚餐的时候加一些补肾髓的材料，同样能达到为骨骼、肌肉提供营养的作用。如晚餐可以加核桃、黑芝麻，也可以喝牛骨汤来起到强壮筋骨，延缓肾与脊柱退变的效果。

19：00 进行适当的户外运动

吃过晚餐 30 分钟之后，可以去户外散步，散步的同时还可以甩手、拍掌等，让劳累一天的身体得到放松。如果有时间、有条件的话，也可以慢跑、游泳、练瑜伽等。

21：00 泡个热水澡

临睡前1小时，可以洗澡，也可以泡个热水澡。泡热水澡的方法上文中已经讲过，在此不再赘述。如果是洗澡，洗完澡后可以再用热水泡泡脚，这样可以促进血液循环，更好地放松全身肌肉，为睡一个好觉做准备。

22：00 躺在床上准备休息

此时上床准备休息是比较不错的时间点，上床之前换上宽松、干净的睡衣，以让自己更加舒适。之后即使不能立刻睡着，也不宜再看手机、电脑等，最好闭目养神，直至睡着。

以上一日保养表其实非常简单，并不会占用多少时间。因此，保养颈肩腰背是随时可以进行的事情，不必因为想象中的烦琐而止步不前。